美国心理学会推荐
心理治疗丛书

女性主义疗法

Feminist Therapy

［美］劳拉·S.布朗 著
Laura S. Brown

戴辰忱 译 宋歌 审校

郭本禹 主编

U0190710

重庆大学出版社

译丛序言

毋庸置疑，进入 21 世纪后，人类迅速置身于一个急剧变化的社会之中，那种在海德格尔眼中"诗意栖居"的生活看似已经与我们的生活渐行渐远，只剩下一个令人憧憬的朦胧幻影。因此，现代人在所谓变得更加现实的假象中丧失了对现实的把握。他们一方面追求享受，主张及时享乐，并且能精明地计算利害得失；另一方面却在真正有意义的事情上显示出惊人的无知与冷漠。这些重要的事情包括生与死、理想与现实、幸福与疾苦、存在与价值、尊严与耻辱等等。例如，2010 年 10 月，轰动全国的"药家鑫事件"再一次将当代社会中人类心理的冷酷与阴暗面赤裸裸地暴露在大众的视线之中。与此同时，我们的生活乐趣正在不断被侵蚀。例如，日益激烈的职业与生存竞争导致了现代社会中人际关系的淡薄与疏远，失业、职业倦怠与枯竭、人际焦虑、沟通障碍等一连串的问题催化了"人"与"办公室"的矛盾；家庭关系也因受社会变革的冲击而蒙上了巨大的阴霾，代沟、婚变、购房压力、赡养义务、子女入学等一系列问题严重地激化了"人"与"家庭"的矛盾。人们的心灵越来越难以寻觅到一个哪怕只是稍做休憩、调适的时间与空间。在这种情况下，心理咨询与治疗已然成了公众的普遍需要之一，其意义、形式与价值也得到了社会的一致认可。例如，在 2008 年四川汶川大地震时，心理治疗与干预在减轻受灾群众的创伤性体验，以及灾后心理重建方面发挥了不可替代的作用。

　　值得欣喜的是，我国的心理治疗与咨询事业也在这种大背景下绽放出了旺盛的生命力。2002 年，心理咨询师被纳入《中华人民共和国职业分类大典》，从而正式成为一门新的职业。2003 年，国家开始组织心理咨询师职业资格考试。心理咨询师甚至被誉为"21世纪的金领行业"[1]。目前，我国通过心理咨询师和心理治疗师资格证书考试的人有 30 万左右。据调查，截至 2009 年 6 月，在苏州持有劳动部颁发的国家二级、三级心理咨询师资格证书者已达到2 000 多人[2]；截至 2010 年 1 月，在大连拥有国家心理咨询师职业资格证书者有 3 000 多人，这一数字意味着在当地每 2 000 人中即有一名心理咨询师[3]。但就目前而言，我国心理治疗与咨询事业还存在诸多问题。譬如，整个心理治疗与咨询行业管理混乱，鱼龙混杂，专业水平参差不齐，从而成为这一行业发展的瓶颈。"造成这一现象的原因尽管很多，但最根本的原因乃是大陆心理咨询师行业未能专业化。"[4]因此，提高心理咨询师与治疗师的专业素养，已经成为推动这一行业健康发展亟待解决的问题。

　　对于普通大众而言，了解心理治疗与咨询的基本知识可以有效

［1］徐卫方.心理咨询师，21 世纪的金领行业［J］.中国大学生就业，2011（10）.
［2］沈渊.苏州国家心理咨询师人数超两千［N］.姑苏晚报，2009-06-07（3）.
［3］徐晓敬.大连每 2 000 人即拥有一名心理咨询师［N］.辽宁日报，2010-03-24（7）.
［4］陈家麟，夏燕.专业化视野内的心理咨询师培训问题研究——对中国大陆心理咨询师培训八年来现状的反思［J］.心理科学，2009，32（4）.

地预防自身的心身疾病，改善和提高生活质量；而对于心理治疗与咨询行业的从业人员而言，则更有必要夯实与拓展相关领域的专业知识。这意味着专业的心理治疗与咨询行业工作者除了掌握部分心理治疗与咨询的实践技巧与方法之外，更需要熟悉相应治疗与咨询方案的理念渊源及其核心思想。心理学家吉仁泽（Gigerenzer）指出："没有理论的数据就像没有爹娘的孤儿，它们的预期寿命也因此而缩短。"[1]这一论断同样适用于形容心理治疗技术与其理论之间的关系。事实上，任何一种成功的心理治疗方案都有着独特的、丰厚的思想渊源与理论积淀，而相应的技术与方法不过是这些观念的自然延伸与操作实践而已。"问渠那得清如许？为有源头活水来"，只有奠基于治疗理论之上的治疗方法，才不致沦为无源之水。

　　尽管心理治疗与咨询出现的历史不过百年左右，但在这之后，心理治疗理论与方法便如雨后春笋，相互较劲似的一个接一个地冒出了泥土。据统计，20世纪80年代的西方心理学有100多种心理治疗理论；到90年代这个数字就翻了一番，出现了200多种心理治疗理论；而如今心理治疗理论已接近500种。这些治疗理论或方法的发展顺应时代的潮流，但有些一出现便淹没在大潮中，而有些则始终走在潮流的最前沿，如精神分析、行为主义、人本主义、认知主义、多元文化主义、后现代主义等思潮。就拿精神分析与行为主义来说，它们伴随心理学研究的深化与社会的发展而时刻出现日新月异的变化，衍生出更多的分支、派别。例如，精神分析理论在

---

[1] G.Gigerenzer.Surrogates for theories. *Theory & Psychology*, 1998, 8.

弗洛伊德之后便出现了心理分析学、个体心理学、自我心理学、客体关系学派、自体心理学、社会文化学派、关系学派、存在分析学、解释精神分析、拉康学派、后现代精神分析、神经精神分析等；又如，行为主义思潮也飞迸出各式各样的浪花：系统脱敏疗法、满灌疗法、暴露疗法、厌恶疗法、代币制疗法、社会学习疗法、认知行为疗法、生物反馈疗法等。一时间，各种心理治疗理论与方法如繁星般以"你方唱罢我登场"的方式在心理治疗与咨询的天空中竞相斗艳，让人眼花缭乱。

那么，我们应该持怎样的态度去面对如此琳琅满目的心理治疗理论与方法呢？对此，我们想以《爱丽丝漫游奇境记》中的一个故事来表明立场：爱丽丝与一群小动物的身上被弄湿了，为了弄干身上的水，渡渡鸟（Dodo bird）提议进行一场比赛。他们围着一个圈跑，跑了大概半个小时停下来时，他们的身上都干了。可是，没有人注意各自跑了多远，跑了多久，身上是什么时候干的。最后，渡渡鸟说："每个人都获胜了，所有人都应该得到奖励。"心理学家罗森茨韦格（Rosenzweig）将之称为"渡渡鸟效应"，即心理治疗有可能是一些共同因素在发挥作用，而不是哪一种特定的技术在治愈来访者。这些共同因素包括来访者的期望、治疗师的人格、咨-访关系的亲密程度等。而且，已有实证研究证实，共同因素对治疗效果发挥的作用远远超过了技术因素。然而，尽管如此，我们认为，各种不同治疗取向的存在还是十分有必要的。对于疾病来说，可能很多"药物"（技术）都能起作用，但是对于人来说，每个人喜欢的

"药"的味道却不一样。因此，每一对治疗师与来访者若能选择其喜爱的治疗方法来共同度过一段时光，岂不美哉？！而且，事实上，经验表明，在治疗某种特定的心理疾病时，也确实存在某些方法使用起来会比另外一些方法更加有效。

因此，在这个越来越多元化发展的世界中，我们当然有理由保持各种心理疗法的存在并促进其发展。美国心理学会（APA）在这方面做了大量工作。APA 对学校开设的课程、受读者欢迎的著作、广泛参与的会议进行了深入的调研，确定了当今心理治疗领域最为重要、最受欢迎、最具时代精神的 24 种理论取向，并且选取了相关领域的领军人物来撰写这套"心理治疗丛书"，这些领军人物不但是相关理论的主要倡导者，也是相关领域的杰出实践者。他们在每本书中对每一种心理治疗理论取向的历史做了简要回顾，对其理论进行了概括性阐述，对其治疗过程进行了翔实的展示，对其理论和疗效做出了恰当的评价，对其未来发展提出了建设性的展望。

这套丛书可谓是"麻雀虽小，五脏俱全"。整套丛书可以用五个字来概括：短、新、全、权、用。"短"是短小精悍，本套丛书每册均在 200 页左右，却将每种取向描述得淋漓尽致。"新"是指这套丛书的英文版均是在 2009 年及之后出版的，书中的心理治疗取向都是时下最受欢迎与公认的治疗方法。"全"是指这套丛书几乎涵盖了当今心理治疗领域所有重要的取向，这在国内目前的心理治疗丛书中是不多见的（比较罕见的）。"权"是指权威性，每一本书都由相关心理治疗领域的领军人物撰写。"用"是指实用性，丛书内容简明、操作性强、案例鲜活，具有很强的实用性。因此，这套丛书对于当今心理咨询与治疗从业者、心理学专业学生以及关注自身心理健康的一般读者来说，都是不错的专业和普及读本。

这套"丛书"共24本，先由安徽人民出版社购买其中9本书的翻译版权，现由重庆大学出版社购买其中14本书的翻译版权。两社领导均对这套"丛书"给予高度重视，并提出具体的指导性意见。两个出版社的各位编辑、版贸部工作人员均付出了辛勤的劳动，各位译者均是活跃在心理学研究、教学和实践的一线工作者，具有扎实的理论功底与敏锐的专业眼光，他们的努力使得本套丛书最终能呈现在各位读者面前。我们在此一并表达诚挚而衷心的感谢！

郭本禹

2013 年 8 月 10 日

于南京郑和宝船遗址·海德卫城

丛书序言

有人可能会认为，在当代心理治疗的临床实践中，循证（evidence-based）干预以及有效的治疗结果已经掩盖了理论的重要性。也许，是这样吧。但是，作为本丛书的编者，我们并不打算在这里挑起争论。我们确实了解到，心理治疗师一般都会采用这种或那种理论，并根据该理论来进行实践，这是因为他们的经验以及几十年的可靠证据表明，持有一种坚实的心理治疗理论，会有助于治疗取得更大的成功。不过，在具体的助人过程中，理论的作用还是很难解释的。下面这段关于解决问题的叙述，或有助于说明理论的重要性。

《伊索寓言》中有一则寓言，关于太阳和北风进行比赛，以确定谁最有力量。他们从天空中选中了一个在街上行走的人。北风打赌说他能够脱掉那个人的外套，太阳同意了这次比赛。北风呼呼地吹着，那个人紧紧地裹着他的外套。北风吹得越猛烈，他就裹得越紧。轮到太阳了。他用自己所有的能量照射出温暖的阳光，不一会儿，那个人就把外套脱了。

　　太阳与北风之间的脱衣比赛与心理治疗理论有什么关系呢？我们认为，这个貌似浅显的小故事强调了理论的重要性，理论引发了有效干预，从而得到令人满意的结果。离开了理论的指导，我们可能只治疗症状而没有理解个体的角色。或者，我们可能用尽力气反而令来访者的冲突愈烈，却想不到，有时，间接的帮助手段（阳光）甚至比直接的帮助手段（风）更有效，或者效果相当。离开了理论，我们很可能会脱离治疗原理的轨道，陷入社会主流标准，懒于躬身乍看上去细微的小事了。

　　理论到底是什么呢？《美国心理学会心理学词典》（*APA Dictionary of Psychology*）将理论界定为"一种或一系列相互关联的原理，旨在解释或预测一些相互关联的现象"。在心理治疗中，理论是一系列的原理，应用于解释人类的思想或行为，包括解释是什么导致了人们的改变。在实践中，理论创设了治疗的目标，并详细说明了如何实现这些目标。哈利（Haley，1997）指出，一种心理治疗理论应该足够简单，让一般的心理治疗师能够明白，但也要足够综合，以解释诸多可能发生的事件。而且，理论在激发治疗师与来访者的希望，认为治愈是可能的同时，还引导着行动朝着成功的方向发展。

　　理论是指南针，指导心理治疗师在临床实践的辽阔领域中航行。航行的工具需要经过调整，以适应思维的发展和探索领域的拓展，心理治疗理论也是一样，需要与时俱进。不同的理论流派通常会被称作"思潮",第一思潮便是心理动力理论(比如,阿德勒的理论、精神分析),第二思潮是学习理论(比如,行为主义、认知行为学派),第三思潮是人本主义理论(以人为中心理论、格式塔、存在主义),第四思潮是女性主义和多元文化主义理论,第五思潮是后现代和建构主义理论。在许多方面,这些思潮代表了心理治疗如何适应心理学、社会和认识论以及心理治疗自身性质的变化,并对这些变化做出了回应。心理治疗和指导它的理论都是动态的、回应性的。理论的多样性也证明了相同的人类行为能够以不同的概念化来解读(Frew & Spiegler,2008)。

我们编撰这套美国心理学会的"心理治疗丛书"时,有两个概念一直谨记于心——理论的重要性和理论思维的自然演化。我们俩都彻底地为理论以及每一个模型的复杂思想范畴所着迷。作为教授心理治疗理论课程的大学教师,我们想通过编辑出的学习材料,向专业人士以及正在接受培训的专业人员强调主流理论的重要性,更向读者展示这些模型的最新形态。通常在关于理论的著作中,对原创理论家的介绍会盖过对模型进展情况的叙述。与此相反,我们的意图是强调理论的当前应用情况,当然也会提及它们的历史和背景。

这个项目一开始,我们就急需做出两个决定:选取哪些理论流派并由谁来撰写?我们查看了研究生阶段的心理治疗理论课程,看看哪些理论在列;我们也查阅了受欢迎的学术著作、文章和学术会议情况,以确定最能引起人们兴趣的是哪些理论。然后,我们从当代理论实践的最优秀人选中,列出了一份理想的作者名单。每一位作者都是他所代表取向的主要倡导者兼知名的实践者。我们请每一位作者回顾该理论的核心架构，然后通过循证实践的背景查看该理论，从而将它带进临床实践的现代范畴，并清晰地说明该理论在实际运用中情况如何。

本套丛书计划涉及 24 个主题。每一本书既可以单独使用，也可以与其他几本书一起作为心理治疗理论课程的资料。通过选择，导师可以创设出一门课程，介绍他们认为的当今最卓著的治疗方法。为此，美国心理学会出版社（APA Books）还为每一取向制作了一套 DVD，以真实的来访者案例实践来演示该理论。许多 DVD 都展示了六次以上的面谈。有兴趣者可以联系美国心理学会出版社，以获得一份完整的 DVD 项目清单。

在这本书中，劳拉·S. 布朗教授清晰地阐述了女性主义疗法作为一个治疗模型，如何关注来访者的文化认同及其社会政治现实，并提供有效的心理治疗。此外，她以编年的方式叙述了女性主义疗法如何从一个批判主流心理学理论及实践的外部力量，演变为一个独树一帜而又被广泛接受、两性通用的心理治疗理论。作为女性主义理论的先驱和心理治疗从业者，布朗教授用她的知识与经验为我们简洁、明了地描述了女性主义疗法的理论基础及其应用。书中的许多案例研究能帮助读者以学习实操的方式熟悉该理论。

——乔恩·卡尔森 和 马特·恩格拉 - 卡尔森

（ Jon Carlson, Matt Englar-Carlson ）

参考文献

［1］Frew，J.&Spiegler，M.（2008）.*Contemporary psychotherapies for a diverse world*. Boston， MA: Lahaska Press.

［2］Haley，J.（1997）.*Leaving home: The therapy of disturbed young people*. New york，NY: Routledge.

ONTENTS
目录

1 引言：女性主义疗法——
不仅是为了女性 /001

2 历史：女性主义疗法的
起源 /011

3 理论：女性主义疗法的
目标 /037

4 治疗过程 /101

5 评估 /129

6 未来发展 /147

7 总结 /165

关键术语 /168

推荐阅读 /170

参考文献 /171

1

引言：
女性主义疗法——不仅是为了女性

　　女性主义疗法在 20 世纪 60 年代末应运而生。它的出现恰逢美国第二波女权运动，反映了该运动引发的关注。女性主义疗法初期的追随者主要是女性心理治疗师。这些在职场备受歧视的女性将她们对性别歧视的抗议转化为动力，为寻求心理治疗的女性创造出一种能代替主流心理治疗的方案。在这种治疗方案中，来访者将不会遭遇此前在心理健康领域遭遇的无处不在的性别歧视、厌女症或刻板印象。女性主义疗法对无法在主流文化中得到认同的立场进行深入剖析，以获取灵感与智慧。而这些立场之所以不入流是因为它们代表边缘化群体——欧美女性，有色人种，女同性恋、男同性恋以及双性恋，跨性别者、贫困者、残障人士，以及移民和难民——的立场。女性主义是一种临床心理实践，这种临床心理实践受父权制主流视角之外、之下及与之相左的现实的启发。女性主义亦是一种理论，这种理论不仅倾听那些被主流文化定义为"她者"的人的声音与经历，更赋予这些声音与经历以权力。女性主义是一种以能力为基础的范式，它认为人们能够为自己生活中的问题负责，人们有能力解决这些问题且渴望改变。女性主义还是一种受政治影响的模型，它立足于社会文化现实，并在影响该现实的权力动态框架中审视人的经历。

　　女性主义疗法并非简单地研究"她者"的经历，并形成中立观点。相反，女性主义疗法固持这样一种激进的观点：边缘化人群的声音是最伟大智慧的来源，即便这些声音长期以来一直被压制着。这种观点标志着对知识主张定位的转移，即知识主张的权威从主流文化任命的专家转变为受压迫者。这种观点，如果能在分析和实践中占据核心地位，可能会给主流文化下心理治疗的方方面面带来革新。在女性主义实践中，边缘化人群的视角无论是在认知上还是在概念上都成了新的中心。

自心理治疗师用女性主义这一术语描述自己和自己的工作以来的四十年，女性主义疗法就在不断地蓬勃发展。最初的女性主义疗法是一种为女性提供的心理治疗，它旨在修正当时时代背景下带有性别歧视的治疗方法（Rawlings & Carter，1977；Rosewater & Walker，1985）。如今，它已经发展为一种精妙的、后现代的、技术上高度整合的实践模型。这种实践模型以对性别、社会地位，以及权力的分析为主要策略来充分理解人类的困境（Brown，2005）。它与女性、男性（Levant & Silverstein，2005）、儿童、家庭（Silverstein & Goodrich，2003）以及更大的系统合作。它向心理治疗领域乃至整个社会文化中新出现的所有致使人失权/去权[1]的机制发出挑战。

女性主义治疗师曾是专属女性的称谓，如今这一队伍已经包括了许多男性（Levant & Silverstein，2005）。女性主义疗法中构成良好心理治疗实践的元素，例如，使用赋予来访者权利的书面知情同意书（Hare-Mustin，Marecek，Kaplan，& Liss-Levinson，1979），已不再被看作对心理治疗权威发起的激进挑战，相反，这已经成了为所有心理治疗师提供合乎伦理的治疗的基础。许多关于来访者权利

[1] 根据语境，"Disempower"被翻译为"失权"或"去权"。——译者注

及心理治疗师责任的女性主义发明已经被主流视角接受（Ballou，Hill & West，1979）。如今，女性主义疗法扮演着将某种现象制度化的角色，这一角色经常被视作理所当然的，就像在心理治疗中签署知情同意书的过程早已变得自然而然的一样。

由于命名的缘故，以及针对女性主义者及女性主义毫无根据的刻板印象、臆测及内隐偏见和来自流行文化对专业及非专业人士推动的社会变革的反击，女性主义疗法常常被误解。专业人士常常因为与女性主义相关的负面联想而认为自己并非女性主义者，结果往往发现女性主义疗法最能体现她们有关如何实践心理治疗的核心价值（Swing，2007）。在这一过程中，她们对女性主义和女性主义者的信念均发生了改变。

女性主义疗法经历了许多重大的转型和发展才成为如今的模样，然而，未曾改变的是女性主义实践对治疗室内外人际关系及个人权力动力的专注与警惕，在这方面，如今的女性主义实践与20世纪60年代自女权运动中诞生时保持高度的一致。此外，一脉相承的还有它将心理治疗过程放入更广阔的社会政治环境中看待，正是这样的社会政治环境建构了性别、权力及去权等概念。女性主义疗法认为，治疗并非只发生在咨询中或咨询室内，它与日常生活事件紧密相连，更与（女性主义治疗师从业者的）各个文化中以微妙的形式公然存在的权力、特权，以及去权等政治现象紧密相连。

第二波女权运动中的意识觉醒谈论了女性在心理治疗中的体验及性别歧视对心理健康的影响，这是女性主义疗法的起源。意识觉醒在女性主义疗法中的地位正如潜意识在心理动力学中的地位，所有的实践都围绕着这个核心构念发展。

如今，女性主义疗法继续在理论上近距离地、仔细地分析性别及其他社会地位（例如文化、基因表型、社会阶层、性取向和年龄）如何影响正常的自我认同、生命轨迹的发展，以及烦恼与障碍的产生。女性主义实践在持续引起人们的注意。但正如心理动力学派的从业者不太可能再像弗洛伊德首创精神分析时一样，将情绪宣泄当作揭示无意识的途径，当代女性主义实践者在治疗中运用的意识觉醒策略与 20 世纪 60 年代相比也已大相径庭。作为一种治疗理论，女性主义疗法在这 40 年发生的最重要的变化，就是从对女性和性别议题的单一关注转变为一个兼容并包的关注所有人的实践模型。

女性主义疗法可以这样定义：

> 该疗法受女性主义政治哲学及分析的启发，扎根于女性及性别心理学视角下的多元文化女性主义思想。这些思想引领着治疗师和来访者共同寻找策略与解决方案，而这些策略与解决方案在个人日常生活中，在个人与社会、情感及政治环境的交互中，能够推动女性主义抵抗压迫、进行转变及社会变革（Brown，1994，pp. 21-22）。

该定义中的每一部分都很重要。坚持贯彻使用具有文化敏感性的知识主张，将女性主义疗法和理论置于女权主义的中心，关注治疗过程对来访者和治疗师同时产生的变革性影响，关注双方相同或不同的背景——每个部分都是从事女性主义心理治疗的关键。女性主义疗法作为一项帮助陷入痛苦的人们实现成长与康复的策略，它代表了一种"颠覆"（Brown，1994，2004，2005，2007，2008）。而"颠覆"作为一种构念，代表了治疗师和来访者通力合作的心理治疗策略。双方利用这种治疗手段来对抗那些外部父权制。这些父权制不仅给人带来痛苦，且被内化，更压制了全人类的成长与发展。从女性主义的视角出发，心理治疗本身就可能是压迫系统的一部分。因为常规治疗在缺乏性别和权力分析的背景下进行，有意或无意地维护了问题百出的现状，强化了主流文化中固有的价值体系。而在女性主义疗法中，几乎所有被治疗师当作理所应当的方面——从治疗室建在哪里到怎么诊断，再到治疗师和来访者如何产生联系——都被女性主义理论拿来分析、质疑和挑战，为的就是让心理治疗没有压迫性，使其更具有积极的解放性。

　　父权制是近乎无处不在的社会等级制度。在这个系统中，无论个人的性别如何，与男性有关的特质享有特权，与女性有关的特质遭到诋毁（Lerner，1993）。女性主义疗法及理论认为，父权制是人类痛苦的根源，这也包括那些被心理卫生学科建构成诊断类别并打上精神病理学标签的痛苦。因此，促使人们寻求治疗的痛苦或障碍本身，无论它们对个体的身体功能造成多大伤害，都不被女性主义疗法视为某种不正常。这些痛苦更像个体因深陷畸形的父权现实而产生的反应。这种畸形的社会价值体系对所有人的个人能动性和健康都产生了不利影响——包括那些在父权规范下占据主导地位并享受特权的人。女性主义疗法认为所有类型的心理治疗本质上都带有政治性，因为它们都参与维护了此种具有压迫性的父权制（即使是通过采取消极态度，即对父权制避而不谈）。与此同时，女性主义疗法立志为推动社会变革而努力。

这就意味着，女性主义疗法从业者要先积极地了解，接着再粉碎人类意识中内化了的父权制。要想达成这一目标，在个体层面，女性主义治疗师需要通过分析性别、权力、社会地位／多重身份来理解人如何，以及为什么感受到痛苦及表现出功能障碍。这些分析被整合进心理治疗过程中，因此治疗的每个元素都在挑战父权制的价值观与人际关系。

女性主义疗法的理论源头在几次政治运动中都有迹可循，它们都属于女权运动。女性主义在哲学思想上属批判心理学范畴（Fox & Prilleltensky，1997）。批判心理学又包括一系列理论，例如解放心理学（Duran，Duran，Brave Heart & Yellow Horse-Davis，1998；Martin-Baro，196，1994）、多元文化心理学（Comas-diaz，2000，2007，2008），以及叙事疗法（White & Epston，1990）。所有这些理论在认识论和方法论上都存在于主流心理学的边缘。它们批判那些主流治疗文化对健康、痛苦、正常状态及咨 - 访关系本质的臆断。与女性主义实践同时发展起来的女性主义心理学科学知识，随着时间的推移，成了女性主义理论和治疗的重要信息来源。这种科学实践和知识挑战了关于"谁创造了知识"的常规假设[1]。它认为，

---

[1]　传统心理疗法认为，在父权制下享有特权的心理健康专业人士才是知识的创造者。
——译者注

谁是亲历者，谁有发言权。同时，女性主义心理学还通过多种研究方法，优先考虑亲历者的声音和经历（Ballou，1990）。女性主义实践采用不被心理学领域所看重的知识，包括自传、文学以及关注父权制文化及其历史根源的社会科学。女性主义治疗实践具有跨学科性，它接纳所有关注人类心理健康的学科和人（包括女性及男性）的工作。它持续地受到关注女性及人权的社会正义运动的影响，而这些运动也正是它的发源地。

由于"女性主义者"这一词被很多人认为只适用于女性，包括很多专业人士也常常像非专业人士那样认为女性主义疗法不仅只能由女性提供，而且只服务于女性，甚至只服务于持女性主义观点的女性。在女性主义疗法发展之初，这或许是一个准确的评价。当时，几乎每个女性主义疗法的追随者都是女性，并且女性主义疗法在最初的几年里以关注女性在心理治疗中的特殊需要而著称（Greenspan，1983；Rawlings & Carter，1977；Rosewater & Walker，1985）。但如今情形已大不相同：女性主义疗法由所有性别的人提供，服务的来访者类型和情况也包罗万象（Ballou，Hill & West，2008；Brown，2005；Enns，2004；Levant & Silverstein，2005）。

与其他治疗理论不同的是，女性主义疗法没有一个确定的创始人。它是一个由草根女性主义者提供心理治疗而发展起来的范式。许多人在个人、政治以及专业环境下的经历以及彼此的互动成了女性主义疗法的最初发源地。因为没有一个核心权威、认证机构或创始人，那些将自己定位为女性主义治疗师的人并不总是能就构成女性主义疗法的要素达成一致。虽然女性主义治疗师对这些核心原则有不同的理解，也在持续整合其他心理疗法的思想和理论，但近几年来，一些核心理论原则似乎获得了共识性的支持。女性主义疗法是一个高度多元化的领域，它展现出的不同风格，反映了每个女性主义治疗师和理论家在发展自己的理论版本时走过的多元化的路径。

随着女性主义疗法在 21 世纪的发展，我尝试着在这本书中对女性主义疗法的传统、根源、理论及实践模式进行综述。作为一名心理学家，我对女性主义疗法的理解在很大程度上仅限于我自己的专业。虽然社会工作者、精神科医生、护士以及咨询师也对女性主义疗法做出了很大的贡献，这本书很可能无法全面地代表她们的视角。我作为临床心理学家所接受的训练也影响了我的立场，而这种立场很可能不同于其他心理实践学科受训人士。女性主义实践中一个特定的学派——关系 - 文化疗法（Jordan，1997），早已与其他女性主义疗法思想及实践分开平行发展。由于另一本书详细叙述了该学派，这本书将不会着重讨论这个女性主义实践流派。此外，需要申明的是，在此描述的女性主义疗法模型除了深受多元文化以及全球女权主义的影响外，还受社会正义运动以及其他致力于社会变革的运动的影响。

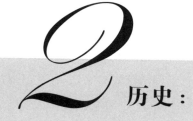

历史：

女性主义疗法的起源

　　女性主义疗法的临床基础是人本主义心理治疗。20 世纪 60 年代末之前，许多后来的女性主义疗法追随者都在实践人本主义疗法。这一疗法在 20 世纪 60 年代作为"第三思潮"发展起来，它区别于精神分析与行为主义，前者强调决定论且充满了厌女主义，后者则以机械的观点理解人类的行为，因此，人本主义疗法被许多女性从业者看作一种更有发展前景的疗法。卡尔·罗杰斯（Rogers，1957）提出了当时很激进的概念，例如，治疗师应当把来访者视为一位有价值的人而非某特定诊断的样本，以及他对咨 - 访关系的强调，这些都为女性主义疗法开启了理论之门。当女性主义治疗师开始意识到治疗师对来访者的物化程度恰恰反映了周边文化对女性的物化程度时，她就成功地入女性主义疗法的门了。

　　不过，许多后来创造了女性主义疗法的女性最终发现人本主义疗法框架不足以概括自己的治疗理念，尤其是在加入女性主义意识觉醒小组以后，她们开始在人本主义心理治疗运动中批判性别关系。意识觉醒与心理治疗师的生活体验形成交叉，成了女性主义对心理治疗实践发起进一步审视的催化剂（Rawlings & Carter，1977）。在意识觉醒小组中，女人们不需要领导者。她们彼此见面，分享个人的生活经历，包括那些受到歧视的经历。小组中唯一的权威是那个正在发言的女性。意识觉醒小组成了父权制的一处圣地，在那里，女性的意见得到倾听和珍视，而不是作为"传闻"或八卦遭到忽略或诋毁。在这些小组中，最早的一批女性主义治疗师（当时是这些小组的参与者）开始注意到，小组中讨论的主题和趋势，反映了许多女性的日常生活，也反映了她们自己作为心理治疗师和来访者的普遍经历。在意识到大文化层面的性别歧视与厌女倾向的同时，这些治疗师也意识到这些偏见亦普遍存在于心理治疗领域。从事心理治疗专业的女性主义者，由于听到其他女性也有类似的经历，开始感到不那么孤独和疯狂，且更有力量去改变行业内的痛点（Rosewater & Walker，1985）。

作为心理治疗里一个独立的模型，心理学中女性主义疗法的概念源于三个文献。其中两个由活跃在女权运动中的心理治疗师所写，另一个则建构及发表于科学心理学语境下，有来自女性主义视角的问题及敏感度。对阅读它们的心理治疗师来说，这三个文献可谓大规模的意识觉醒工具。许多第一代女性主义治疗师都将她们对女性主义疗法的顿悟归功于阅读了这三个文献（Brown，1994；Chesler，Rothblum，& Cole，1995；Kaschak，1992）。

这三个文献分别是菲利斯·切斯利的书《女人与疯癫》（Chesler，1972），内奥米·韦斯坦因的文章"孩子、厨房、教会即科学法则：心理学建构女性"（Weisstein，1968），以及布洛曼、布洛曼、克莱克森、罗森克兰茨及沃格尔 (Broverman，Broverman，Clarkson，Rosenkrantz，& Vogel，1970）在 1970 年撰写的期刊文章"性别角色刻板印象与心理健康的临床判断"。本章将详细讨论这三个文献。每一个文献都预示了女性主义疗法理论和实践的发展。对于读者来说，这些文献奠定了她们在任何女性主义治疗过程中踏出第一步的基础，即唤醒个体的女性主义意识。缺少了这样的意识，女性主义实践将无法展开。

什么是女性主义意识？历史学家格尔达·莱纳（Lerner，1993）认为，能意识到一个人所遭受的粗暴对待并非源于个人缺陷，而是由于自己从属于某一被（不公平地）贬低的群体，同时整个社会能且应该赋予所有人平等的权利和价值，这就是有了女性主义意识。具体到心理治疗领域，女性主义意识则意味着能意识到，直至当时几乎所有关于女性的记录都因心理卫生领域固有的性别偏见而失实。女性主义意识觉醒强调了这样一个现实：心理治疗实践本身充满了压迫女性的规范和价值观，这些规范将女性在社会中遭遇的阻碍复制到心理治疗中，并将个体对这些阻碍的反抗与心理不健康联系起来。这种对现实的顿悟往往伴随着个体在认知上重新评价自己所体验过的心理治疗或职业关系。这些心理治疗或职业关系充满了性别歧视，女性身处其中，而遭遇的困境被重新理解为他人或环境性别歧视的结果，而非个体作为女性的不足。女性主义心理治疗师发现，这种意识觉醒为她们自己的健康带来了强有力的影响。

女性主义认为"个人的即政治的"。对早期女性主义治疗师和心理学家来说，女性主义意识和政治观念来自以下这些人的经历，即1970年以前父权制盛行的心理治疗系统中的大学生、治疗师或来访者（Baker & Welch，1995；Bernardez，1995；Caplan，1995；Chesler，Rothblum，& Cole，1995；Denmark，1995；Gartrell，1995；Greenspan，1995）。对于菲利斯·切斯利和内奥米·韦斯坦因来说，她们在职场遭遇的性别歧视是她们创作两部女性主义疗法奠基作品的灵感。

影响女性主义疗法发展的三个文献

女性与疯癫：在治疗室里谈父权

在 20 世纪 60 年代中叶受训成为心理学研究者的切斯利，为了抗议她所知的女性在心理治疗中不公平，甚至不人道的遭遇，写下了《女性与疯癫》一书。她在个人回忆录中（Chesler，1995）描述道，在从 1969 年美国心理学会会议返家的途中，她目睹了一场女权主义抗议游行，于是迫切地想利用自己研究者的身份，以实证的方式记录心理治疗对女性的压迫。她利用女性主义早期的分析手段，记录了问题百出的社会性别关系是如何在心理治疗关系中重演的。她极力主张，性别歧视及社会压迫在心理治疗中的再现，是女性在一个她们理应得到抚慰的地方再次被伤害的罪魁祸首。

切斯利的意见在一个特定的专业及历史语境下产生。在她写作的那个时代，大部分有博士文凭的心理治疗师都是男性，且如格斯里（Guthrie，1976）所说，他们大多是欧裔美国人。一直到 20 世纪 60 年代中期之前，大部分的心理治疗从业者要么受过当时美国正统精神分析训练，要么是某些人本主义心理治疗的支

持者。前者（精神分析理论）在其理论解释上隐晦地贬低了女性
（Bernardez，1995；Luepnitz，1988），后者（人本主义疗法）虽
然对女性的经历持开放与接纳的态度，却常常缺少防止心理治疗
师和来访者产生性接触的界限，并在鼓吹自我实现的同时持续地
强化钳制女性的社会规范。在那个时代，刚刚出现的家庭治疗也
同样充满了深深的性别歧视，并将家庭中的许多弊病归咎于女性，
尤其是母亲（Hare-Mustin，1978），却忘了质疑母亲这一身份是
如何被社会建构起来的。

　　当时与今日一样，大部分寻求私人心理治疗的都是女性。这
些女性常常难以想通两方面的矛盾冲突：一方面是追求自己的目
标、欲望与兴趣；一方面是社会要求这些受过教育的欧裔美国中产
阶级女性成为无收入的家庭主妇及全职母亲。当非白人女性寻求心
理治疗时——当时和现在一样少见——迎接她们的常常是用来麻
痹她们的药物，而对她们痛苦的理解亦充满了种族歧视和性别歧
视（Bernardez，1995；Greene，1986；Morris & Espin，1995）。
切斯利写道，在这种男性权威与女性痛苦的结构下，仅仅是因为
期许从事专业工作，不愿全职养育子女，或以其他方式违反性别
规范对她们时间的安排，女性就常常被视为严重精神失常。她认为，
在治疗中——和在治疗外的生活中一样——一位女性被定义成男
性心理治疗师的妻子或是女儿，而男性治疗师则承担起与之互补
的丈夫或是父亲的角色。

　　切斯利是第一位记录发生在治疗中的性侵犯的心理学家，她

还将此种性侵犯及其产生的影响与其他形式的性侵犯相比较。而在此之前，对治疗中性侵犯的记录都遭到了否认或被轻描淡写。在 21 世纪的今天，心理治疗师都将"禁止与来访者产生性接触"视作理所当然，而当时切斯利的记述发生在一个有些著名心理治疗师甚至是某派心理疗法创始人公开炫耀自己与来访者的性关系的时代。那时，女性对她们所遭遇的任何形式的性侵犯的举报，都被视作性幻想的产物而被例行忽视。而女性产生性幻想则被认为是自身性需求遭到压抑所致，或是被归咎于所谓的女性放荡。格式塔疗法的一位创始人在一本自传中详细记录了这样的事例（Perls，1969）。

切斯利的作品不仅具有革命性，而且引发了诸多争议。她愿意站出来揭露常规的心理治疗因其对压迫的重演而损害女性的利益，这一观点本身对很多读者起到了警示的作用。这印证了她们在心理治疗中的遭遇，帮助她们培养出女性主义意识：她们不是唯一有这样遭遇的人，更不是问题的根源。她对心理治疗未来发展（不损害女性利益并助益于女性主义社会变革）的远见亦为女性主义疗法的发展打下了基础。四十多年后，《女性与疯癫》仍然具有借鉴意义。

孩子、厨房、教会即科学法则：心理科学中的厌女症

女性主义疗法的第二部奠基文本由一位心理学家在明确的女性主义语境下所写，它就是内奥米·韦斯坦因的《孩子、厨房、教会即科学法则：心理学建构女性》（Weisstein，1968）。20 世

纪 60 年代，韦斯坦因在哈佛受训成为一位比较和生理心理学家，她的博士研究课题是大脑中的平行记忆。她在一个充满了极端性别歧视的环境下完成了博士学业，她的学校甚至不允许她进入图书馆及实验室等（Lemisch & Weisstein，1997）。韦斯坦因不仅是一位心理学家外，还是一位女性主义社区活动家和摇滚音乐家。

韦斯坦因的文章自 1968 年发表到其最终被收录在女性主义选集《姐妹情谊即力量》（Morgan，1970），中间经过了多次重述，成了心理科学领域内初现的女性主义之声。她批判了当时心理科学及临床实践领域对女性机能的臆断，这些无处不在的臆断在当时被视为理所应当的。她还利用心理科学研究工具与方法揭露了临床实践领域的性别歧视和厌女倾向。她的文章标题极具挑衅意味，因为这一德语短语（即 Kinder，Kuche，Kirche）摘自纳粹对女性角色的诠释。韦斯坦因以此强烈抨击了心理科学，认为心理科学对女性的"关心"方式并不比最具压迫性的法西斯主义更文明。

韦斯坦因写道，关于女性行为的评论不断产生，然而实际上鲜有心理实验招募女性被试。虽然这一做法的荒谬性对 21 世纪的读者来说不言而喻，但这种科学上的空白在当时却得到了广泛认可。韦斯坦因对心理科学文献的分析准确地描述了这一缺陷。她有技巧地分析了心理科学内几个领域的研究，证明了心理实验被试一般只包括男性（而他们几乎总是欧裔美国大学生，想必也是异性恋），而实验结果却被推广到了女性身上。这种没有实证支持的推广竟然也没有遭到发表该实验研究成果的期刊编辑的反对。

这种关注女性而又排除女性作为数据来源的行为一直持续到了心理科学的今天。

韦斯坦因指出，科学家对女性行为的理解常常依据非人类动物研究结果来进行推测或比较。她的批判预示了近年来女性主义对进化心理学关于女性及性别研究的批判。进化心理学将性别化的行为定义成固定不变的（Contralto，2002），该观点与当时被韦斯坦因批评过的如出一辙。近年来的一些评论员例如灵长类动物学家莎拉·布莱弗·赫迪（Hrdy，1990），批判了动物行为学及人类学领域内的性别歧视现象。她证实了非人类动物研究文献本身对雌性动物行为的解释就充斥着性别歧视，推广到人类女性身上的结论就更加似是而非了。例如，如果雌性大鼠本能地进行某些行为，在经过戴着性别歧视眼镜的男性科学家解读之后，就想当然地认为人类女性也应该有类似的本能行为，而没有展现出类似行为的女性，就被认为在事实层面上罹患疾病了。

韦斯坦因还同时瞄准了精神分析对女性的概念化阐述。虽然精神分析一开始通过认可女性作为性实体的身份而成为一个解放女性的理论，但受到性别歧视文化污染的美国正统精神分析理论逐渐成了该文化的帮凶。海伦·多伊奇著有《女性心理学》（Deutsch，1944）一书，在该书中，她提到女性天生被动且具有自虐倾向。在 20 世纪中叶之前，此书是许多心理治疗师了解女性的权威资料。卡伦·霍尼（Karen Horney，1967）依据自己的早期观察得出观点：阴茎嫉妒的概念也许仅仅反映了一个成年男性"儿童"以自我为中心的冥思，他是如此地依恋他的阴茎以致他无法想象那些没有阴茎的人是不会嫉妒他的。韦斯坦因——也许是在回应霍尼的观点——批判了当时盛行的精神分析对女性的概念化阐述。这种概念化阐述认为女性道德水平低下，有很强的依赖性，且不如成年男性成熟。韦斯坦因指出这种为多数心理治疗所采纳的臆断并未得到任何实证研究支持。尽管如今这种关于女性的断言看起来很离谱，但韦斯坦因的文章提醒我们，在 1968 年及之后的许多年里，这就是几乎所有心理治疗从业者所信奉的传统智慧。

韦斯坦因的文章成了女性主义心理科学的基石，在随后的几年里，许多社会心理学家、发展心理学家及其他心理学研究者迎接了她的挑战，收集到了关于女性实际身体机能的实证数据。她的文章同时也预示了女性主义心理学最后一个奠基文本的内容。这最后一个文本于1970 年 1 月发表在《咨询与临床心理学》期刊上。

性别角色刻板印象与心理健康的临床判断：科学支撑政治

最后一个奠基文本由布洛曼、布洛曼、克莱克森、罗森克兰茨及沃格尔（Broverman，Broverman，Clarkson，Rosenkrantz，& Vogel，1970）这几位临床心理学家所著，它记录了一项实验研究的结果。在这项研究中，几位心理学家招募了来自各个心理健康领域的、有经验的女性及男性心理治疗师。这些治疗师需要一个0~100 分计分法对三种人进行描述，而用于描述这三种人的是 102 个对立的形容词（例如"能良好地应对危机"和"无法良好地应对危机"）。而这三种被用来描述的人分别是心理健康的成年男性、心理健康的成年女性以及心理健康的成年人，它们以随机的顺序呈现。

这些心理学家的研究结果为切斯利和韦斯坦因的批判性言论提供了早期的实证支持，并证实了参与意识觉醒小组的女性心理学家的现实经历。心理健康的成年男性与心理健康的成年人本质上是同一个概念，且这两个概念所代表的都是被社会高度认可的人。而心理健康的成年女性则显著地区别于心理健康的成年男性，更重要的是区别于心理健康的成年人。该概念（即心理健康的成年女性）的社会认可度显著较低。女性，即使不是那些已经被诊断为患心理障碍的女性而是机能良好的、被视为典范的女性，也被以不同于男性的标准来衡量。在当时的心理治疗师眼中，心理健康的成年女性实际上并不被视为一个成年人，而是残缺的、其特质不被社会认可的个体。

推动女性主义疗法发展的临床贡献

在这些文本被发表出来的同一时间，女性主义治疗师开始在大型会议及专业会议上聚集起来讨论她们的担忧。她们在各自的专业领域从意识觉醒走向了开展行动。1969 年 8 月女性主义者主办了美国心理学会代表理事会会议。此举为心理学女性协会及女性心理学分会（美国心理学会第 35 分会）的创建打下了基础。1978

年，由女性主义精神科医生珍·贝克·米勒（她创建了女性主义
疗法中的关系-文化一派）组织的女性行为精神健康协会成了社会
工作和精神科医学领域女性主义者的聚集地。父母小组的大多数
成员都来自这两个专业领域。1981 年，心理学女性协会成员在艾
德丽安·史密斯及勒诺·沃克（受虐妇女综合征这一概念的缔造者）
的领导下，提议为有经验的女性主义治疗师召开一场会议。该会
议进一步发展成了女性主义疗法协会，这一跨学科小组自 1982 年
起以会议的形式展开密集研究。女性主义疗法前二十年的大部分
学术研究都来自这三个协会（即心理学女性协会、女性心理学分会，
以及女性主义疗法协会）的学术会议及出版物。大量临床及质性
研究成果或来自女性主义治疗师的讨论，或来自自称是女性主义
治疗师的从业者的论文。而于 1983 年创建的同行评议期刊《女性
与治疗》从此成了发表临床类文章的核心期刊。

　　自 20 世纪 70 年代早期始，女性及性别心理学临床科学方向
的发展呈井喷之势，许多期刊例如《女性心理学季刊》《女性主
义与心理学》及《性别角色》等为积累扎实可靠的研究文献奠定
了基础。然而，女性主义疗法领域的临床科学发展却略显迟滞。
女性主义临床科学的缓慢发展似乎不仅反映了女性主义心理学内
部的趋势，同时也反映了学术圈内心理学系的招聘和晋升模式。
由于所谓的科学在女性主义心理治疗出现之前长期被误用来打压
女性，女性主义者对将女性主义疗法放到显微镜下来研究持有敌
对与抵抗的态度。同时，她们也害怕关于女性所经历的痛苦的研

究被误用来批判自己，因为这可能会被用来"证明"女性无力承担某种角色。虽然女性主义心理学家研究女孩及成年女性，她们的研究鲜有关注治疗过程及结果的。有兴趣建构临床实践证据基础的女性主义心理学家在学术圈不仅经常被边缘化，还常常被积极劝阻勿将自己定位为女性主义者，从而保有获取终身教职的可能性。这些都使与女性主义疗法疗效有关的纵向量化实证研究难上加难。结果就是治疗实践的证据基础要么大量依靠临床及质性研究资料，要么基于对构成优质心理治疗的共同要素的了解而进行的推断，因为这些要素也是女性主义疗法的核心。

女性主义疗法的概念发展

    我主观地将女性主义疗法的发展分为四个阶段，我对每个阶段的描述将从其背后的、影响当时从业者的理论及政治主题展开。每个阶段治疗实践的广度和深度都是这本书无法涵盖的，我鼓励读者阅读我所引用的第一手资料来获取对女性主义疗法全方位实践更深的理解。这四个阶段，每个阶段大约持续十年，不仅反映了当时心理学研究与实践领域的时代思潮，也反映了主要在美国范围内掀起的女性主义思潮。我将这几个阶段命名为：

    ·无差别女性主义（20 世纪 60 年代至 20 世纪 80 年代早期）

    ·改革派女性主义

·激进派女性主义

·差异／文化女性主义（20世纪80年代中叶至20世纪90年代中叶）

·跨性别差异女性主义（20世纪90年代中叶至今）

·多元文化、全球化、后现代女性主义（21世纪）

无差别女性主义与女性主义疗法

无差别女性主义主张女性与男性之间并没有事实上的差异。任何表面上的差异要么源于已习得或无法习得的过程，要么代表了不公平对待的产物。它也主张女性不应该仅仅因为性别而被排除在任何职业之外，因为天赋和能力在女性和男性之间是平均分配的，差异存在于个体之间而非性别之间。这是女性主义心理学对当时明目张胆的性别歧视文化的直接回应，而这种文化辩称基于固有的性别差异，女人理应得到不同的待遇。这一时期的女性主义心理学开展了许多研究，挑战两性本质差异的概念，有的研究淡化确实存在于两性之间的差异，认为这些差异对人们日常表现的影响微不足道。关于女性心理学的早期研究在这个阶段完成，而这个阶段囊括了自1969年（当时心理学领域的女性主义者第一次聚集在一起组成一个团体）到20世纪80年代早期的研究。最早一批刊载女性及性别实证研究的期刊——《女性心理学季刊》及《性别角色》——也在这个阶段创立。

在心理治疗领域，这种思想最开始在政治上以改革派女性主义模式为代表（对女性主义政治理论不同学派的详细综述请参见

Enns，1992，2004）。改革派女性主义，不论是在当时还是现在，都强烈呼吁在数量上增加女性在社会各领域的代表，以及从法律上保障两性平等的权利及机会。然而，改革派女性主义者既不批判系统性的性别歧视、厌女症及其他相关形式的压迫，也不呼吁在文化体制层面进行激进的社会变革（除了主张增加体制内女性成员的数量）。在心理治疗实践方面，这一政治主张则体现为让更多的女性成为心理治疗师，以及在培养心理治疗师的过程中提供更多关于女性生活和经历的信息。

无差别女性主义心理学最终成了激进派女性主义心理学思想者的归宿，而韦斯坦因只是她们中的一个。20 世纪 60 年代后期到 20 世纪 70 年代这一阶段的激进派女性主义认为，虽然女性与男性在技艺和能力上确实毫无差别，但如果只是在数量上将更多的女性放到本质上仍旧是压迫性的体制，主流文化并不会因此而变得男女平等。激进派女性主义者因此为所有社会体制的改革而努力，也由此得名"激进"。

在女性主义疗法领域内，最早是在有关平等咨 - 访关系的讨论中出现了激进派女性主义的声音（Smith & Siegel，1985）。这些讨论主张，一位女性在权威、俯视模式下为另一位女性提供心理治疗（正如当时典型的心理治疗实践那样），即使前者自认为是女性主义者，这种模式也不是女性主义治疗。这种对心理治疗核心结构的激进批判认为，要让治疗成为女性主义的，治疗关系的权力动力就需要受到质疑，从而修正并创造出权力的平等。（本

章后半部分会对平等的治疗关系进行详细讨论。）这些讨论逐渐
发展为女性主义疗法理论及实践的中流砥柱。如今大部分从业的
女性主义治疗师，无论她们怎样审视自己的实践，都已将激进派
女性主义对心理治疗权力结构的批判整合进了她们对女性主义实
践的定义中。同时，这些治疗师亦相信激进派女性主义的预想：
社会必须要经历转型才能实现女性主义的社会变革计划。

　　女性主义治疗实践在这一阶段主要聚焦于分析什么是女性独
特的治疗需要，以及作为女性的心理治疗师这个个体。在这一阶
段，一个定义明确、脱离了女性主义政治观点（包括"个人的即
政治的"，以及所有的经历最终都能从女性遭受压迫的角度进行
解析）的女性主义实践理论还未成形。部分早期女性主义治疗师
反对"理论"这一概念，因其本身就反映了父权规范，并且很可
能延缓女性的自我实现进程。女性主义疗法最终被解释为一种短
程的、聚焦于提升女性意识（Brodsky，1973）并教授女性特定技
巧（例如坚定自信地表达自我，以及对性的觉察），从而让她们
更好地与这个世界协商谈判的疗法。女性的痛苦被完全或在很大
程度上视作受压迫的结果，当时的女性主义治疗师认为，一旦女
性意识到所受的压迫并学习改变她们的应对方式，她们就不再身
陷那种痛苦了。这一时期的一本经典书籍《作为心理治疗的女性
主义》（Mander & Rush，1974）就折射出了这种充满希望的立场：
女性主义革命本身就具有治疗的效果。心理治疗被视为某种"两
个人的意识觉醒小组"（Kravetz，1978，p.169），在其中能获得

一种近乎平等的关系。这个阶段关于女性主义知识成果的一个绝佳范本是米里安·格林斯潘的《了解女性与心理治疗的一种新途径》（Greenspan，1983）。该作品整合并综述了女性主义实践在最初阶段的发展并开始向理论发展迈进。女性主义疗法早期着重强调的一些领域包括女性的抑郁症、关于坚定自信地表达自我的培训、女性性征，以及越来越多人关注的针对女性的暴力侵害（Brodsky & Hare-Mustin，1980；Herman，1981；Rosewater & Walker，1985；Walker，1979）。

　　哈尔-马斯汀及马雷切克在她们对女性主义心理学思想不同学派的批判性分析中，将无差别女性主义的立场称为"贝塔偏见（beta bias）"（Hare-Mustin & Marecek，1990）。她们注意到贝塔偏见的一个内在风险是对现实的忽视。即使性别差异微乎其微，性别作为一个社会建构出来的变量却真切地造成了性别化社会中两性截然不同的生活体验。想想看在生命的极早期，性别角色就开始被指派给生理性别并与之联系起来，即使女性主义开始对行为的性别化提出挑战（Karraker，Vogel，& Lake，1995），社会对婴儿的性别化仍旧坚持不懈。贝塔偏见很可能会模糊社会建构的性别结果。

差异／文化女性主义与女性主义疗法

　　到了20世纪70年代后期及80年代早期，一种以存在主义视角审视女性主义的趋势在政治女性主义中兴起。这种视角认为女性在人际关系领域所展现的行为反映了她们内在的生理层面的母性。

这一立场被哈尔 - 马斯汀及马雷切克（Hare-Mustin & Marecek，1990）称为"阿尔法偏见"。该偏见接纳了被第一阶段的激进派女性主义者排斥的关于女性本能行为的概念。重要的是，它通过重新评价从前广受贬抑的由西方父权社会赋予女性的传统品质（例如抚育后代，维持家庭和平，在道德评价方面重视关系大于重视规则）来重新塑造本能性的女性气质。对于这种"差异"，女性主义者争辩说，虽然女性与男性在生理方面有许多本质上的不同，但这些差异仅意味着技能和天赋在两性中的分布不同，从而使得女性更适合从事某些工作。

南希·霍多罗夫（Chodorow，1978，1989）、多萝西·狄娜斯坦（Dinnersterin，1976）以及卡萝·吉利根（Gilligan，1981）等学者为这一派女性主义心理学建构了理论和实证基础。这一派女性主义心理学常常被称作关于女性发展的"不同的声音"。而"不同的声音"则取自吉利根众所周知的关于道德发展上的性别差异一书的书名。在这一时期，珍·贝克·米勒（Miller，1976）这位女性主义精神科医生也在女性主义心理学领域内创建了一个"不同的声音"模型。她与其他几位女性主义疗法理论家在韦尔兹利学院合伙创立了顽石中心女性疗法小组。顽石中心理论将女性主义分析和心理动力学概念整合起来，提出了关于女性发展的一种关系模型。该模型的基础是母女关系联结，关注点在于人际关系。这一女性主义疗法实践模型现在以关系 - 文化学派而为人所知（Jordan，1997）。

　　差异派立场的一个内在风险是重新制造一个性别化的、两性分裂的社会环境。虽然阿尔法偏见对女性性别化的经验赋予价值，但这种扎根于生物学的观点与女性主义出现之前的说辞一脉相承，都认为性别是由生理决定的，不易变化；且基于两性生理结构而分配的角色和能力是公平的，只要赋予这些角色和能力同样的价值就够了。举例来说，差异派认为，如果养育子女能像开卡车那样得到同样的薪水，那阿尔法偏见就不足为虑了，因为它平衡了性别化工种的价值。然而，阿尔法偏见很可能，且已经被用来证明，比起在公共领域占有一席之位，女性更适合在家庭中劳作（关于社会建构母亲这一身份的讨论及其对阿尔法偏见的回应请参见Warner，2006）。

　　差不多同一时间，汉娜·勒曼，一位激进派女性主义心理学家首先提出了女性主义疗法的准则（Lerman，1983，1986）。勒曼的工作主要集中在激进派女性主义政治及人本主义治疗等传统领域。为将女性主义疗法和其他为女性提供的心理治疗区分开来，她提议为女性主义疗法理论模型规范制订大纲，而不是简单地描述针对女性普遍遭遇的某一问题的临床实践。这也是历史上女性主义疗法首次得以和其他心理治疗区别开来。勒曼提出的女性主义疗法准则包括：

- 疗法理论具有临床效用。
- 疗法理论基于并反映人类经验的多样性和复杂性（不存在占主导地位的常规群体）。

- 它以中心化的、积极的，而非异态化的视角看待女性（过去的"她者"）。
- 它扎根于女性及其他边缘群体的经历。
- 它紧紧地贴合人类经历，也就是说，它反映着人们所认识的真实世界。
- 它从理论上说明行为是人内部和外部世界相互作用的结果（生理 - 心理 - 社会模型）。
- 它避免使用特殊术语（不用故弄玄虚或使人费解的语言）。
- 它支持女性主义实践模式（例如，在实践中默认使用有助于创造平等关系及具有赋权效用的策略）。

另外一项能将女性主义疗法和其他理论区别开来的事件是为心理治疗师建构女性主义伦理守则。女性主义疗法协会创建了自己的一套守则（Feminist Therapy Institute，1990），守则对女性主义治疗师提出了最高水准的要求。在之后的多年里，这套守则中的概念亦被其他主流精神健康专业群体伦理守则采纳。几本关于女性主义心理治疗实践伦理的书也在女性主义疗法协会伦理与责任委员会的支持下问世（Lerman & Porter，1990；Rave & Larsen，1995）。无论在当时还是现在，伦理守则都被视为女性主义理论和实践的核心。要知道，女性主义实践因其对心理治疗中权力不被滥用的关注，本身就被诠释为一种道德立场（Brabeck，2000；Brown，1991）。

下一阶段女性主义疗法的发展同样充斥着来自不同等级女性

主义治疗师内部的挑战。非白人女性主义治疗师、经济窘迫的或工薪阶层治疗师、有身体疾患的治疗师、女同性恋治疗师，以及其他不属于主流欧裔、异性恋、中产阶级美国人的女性主义治疗师，批判女性主义疗法及其从业者对女性经历的多样性和复杂性漠不关心。这些批判的出现在一定程度上是因为主导女性主义疗法发展的"不同的声音"已经以欧裔女性主义者为中心。而去白人视角的、对阶级及其他多样性敏感的女性主义的出现，标志着女性主义与差异模型渐行渐远。对女性经历多样性的关注提醒着我们，这里并不存在一个整齐划一的女性世界。

布朗和罗特的《女性主义疗法的多样性和复杂性》（Brown & Root，1990），阿德尔曼和恩基达诺斯的《女人生活里的种族歧视》（Adleman & Enguidanos，1995），科马斯 - 迪亚兹和格林的《非白人女性》（Comas-Díaz & Greene，1994），以及希尔和罗思布卢姆的《阶级歧视和女性主义疗法：计算代价》（Hill & Rothblum, 1996）等作品都反映了这样一种视角转化：从将女性看成一个统一的性别群体到更微妙地审视女性的多重身份及生活经历。也正是在这一阶段，越来越多的女性主义治疗师开始考虑女性的生存环境，这次不仅是简单地考虑父权制，而且是放眼更具体的文化及出身背景。女性主义治疗师也开始思考，怎样利用被主流社会边缘化的女性的经历来指导女性主义对痛苦应对模式的主张。

跨性别差异女性主义与女性主义疗法

当女性主义心理科学开始以更微妙的视角看待女性和男性间的不同和相同之处时，当与文化、社会阶层及其他形式的经历相关联的性别内部差异成为理解性别差异更重要的途径时，女性主义的政治手段发生了变革。政治女性主义者不再主张因为两者并没有什么不同而要求女性和男性应该得到相同的待遇。相反，新的主张认为人们理应得到相同的待遇和机会，因为这样做才是公平的、正确的；同时，应由每个人特定的技艺和能力来决定她们获取机会的途径。女性主义这一变化了的政治主张反映了女性主义疗法发展的第三阶段。

在女性主义治疗师开始以更加复杂的视角看待女性的同时，性别这一概念也在本质主义[1]构念日渐削弱的影响下被细致地审查。一些女性主义心理学家和治疗师开始质疑，女性主义疗法是否只为女性服务。而这些女性主义治疗师中的一部分也早已开始接见男性来访者了。例如甘利（Ganley，1990）建立了针对男性家暴者的治疗项目。早期女性主义家庭治疗师，例如哈尔-马斯汀（Hare-Mustin，1978）、博格拉德（Bograd，1991）以及纳特（Nutt，1991），都在为异性恋伴侣提供治疗的情形下与男性来访者合作。她们提出了令人信服的观点：性别歧视及父权制同样压迫男性，女性主义疗法也应适用于内心遭受此双重压迫的男性。这些作者及其他人一同呼吁，虽然表面上女性和男性担忧的内容有所差异，

---

[1]　本质主义将性别、种族、社会阶层以及其他群体特征看作不可变的特质，而群体内拥有不符合本群体特征的成员会遭受歧视。——译者注

但是考虑到文化和社会对性别的建构过程，父权制同样可能是某些男性痛苦的根源。

1993 年，在女性主义实践领域，女性心理学分会和美国心理学会教育董事会共同举办了一场会议。在这场会议中，双方就教育和培训达成了共识。该会议成了体现女性主义疗法第三阶段发展的最佳标志。沃雷尔和约翰逊（Worell & Johnson，1997）综述了此次会议的成果。超过 200 位女性主义心理学家和心理学研究生参加了该会议并在持续一个周末的工作小组中会面。她们为包括督导、心理测评在内的女性主义实践及将多样性整合进女性主义理论等多个领域建立了概念范式并定义了其实践规范。许多久负盛名的作者、思想家、女性主义疗法的从业者，以及心理学女性协会、女性心理学分会和女性主义疗法协会在世的创始人都参与了这次会议。

其他几项重要的理论贡献在 20 世纪 90 年代早期问世。在《颠覆性的对话：女性主义疗法理论》一书中，布朗（Brown，1994）为定义激进派女性主义实践开发了一项范式。这项范式为心理测评和诊断提供了女性主义模型，同时深入探索了平等关系的含义。卡斯查克（Kaschak，1992）在《缔造的生活》中提出了一个通过社会背景下的性别视角来理解身份发展的女性主义模型。这种"在环境中审视自我"的人格发展模型超越了过去顽石中心理论的提出者提出的"在关系中审视自我"的构念。它从自我与更大世界的关系中或自我与更亲密的人际联结的牵绊中看待自我。

沃雷尔和雷默（Worell & Remer，1996，2003）在这一阶段提出了女性主义疗法的赋权模型（最开始被称作服务于女性的赋权治疗）。这一模型是对女性主义心理治疗各类干预手段进行系统化分类的首次尝试。虽然这一模型主要关注女性的经历，两位创立者认为女性主义实践不只是针对女性的心理治疗，更重要的是它包含了赋权、权力分析以及唤起女性主义意识等核心构念。这些创立者及女性主义治疗师团体在范式发展的第三阶段充分论证了女性主义实践理论和人格理论，因此到了20世纪末，女性主义疗法已经有了明确的定义并和其他疗法明显地区别开来。

多元文化、全球化、后现代女性主义与女性主义疗法

如今，女性主义疗法的短板继续反映着在更广阔的女性主义政治环境中发生的变革。来自从前被殖民的第三世界国家的女性主义者，开始影响北美女性主义治疗师的实践和理论，而北美女性主义治疗师也开始和世界其他地方的同事合作（Enns，2004；Kaschak，2007；Khuankaew & Norsworthy，2005；Norsworthy，2007）。与此同时，女性主义疗法也变得更加多元化、全球化。心理殖民这一概念作为一种理解父权制对个体经历造成影响的途径，深化了女性主义治疗师对该影响的理解，即一些问题行为、想法及情绪模式为什么，又以怎样的方式在来访者生活中持续存在（尤其是当来访者的经历与那些被殖民的国家的经历相似时）。另外，去白人视角的女性主义者提出将精神灵性维度加入理解人类经历的要素中（Comas-Díaz，2008）。这一主张也开始得到广泛的认同并在女性主义疗法理论家的工作中得以体现（Brown，2007）。
而男性成为女性主义治疗师（Brown，2005；Levant & Silverstein，
2005）或寻求女性主义疗法训练这种观念也被全然接受了。不过，
许多女性主义治疗师想解决的问题仍旧跟从前一样，例如针对非
主流群体的暴力，以厌恶偏见形式呈现的歧视，以及社会大环境
对女性的贬抑。女性主义治疗师所使用的具体干预策略持续演变，
这种演变一方面反映了新出现的助益治疗的证据，一方面也是对
父权的具体表现理解得更透彻了。

　　由于女性主义疗法是一种主要由理论驱动、在技术上博采众
长的疗法，讲述理论的下一章节将会成为本书的重点。一位治疗
师是否实践女性主义疗法，不是由其对来访者施行的由理论模型
驱使的具体行为决定的，而是由其对治疗理念的认识决定的。因此，
女性主义治疗师所做的每件事，都应反映她对存在于更大的社会
政治环境中的权力以及赋权的认识。不过，这些目标如何得以表达，
对不同的治疗师、不同的来访者，甚至对同一来访者在治疗中的
不同时段，都是不同的。这一千变万化的特质，恰恰证明了在女
性主义疗法中理论重于应用。同时，这也体现了一个观点：当治
疗的最终目的是尊重寻求心理治疗的每个个体的独特能力及需要
时，治疗师可以利用多种不同的技术服务于理论。

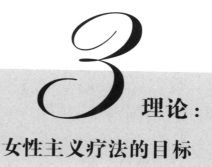

理论：
女性主义疗法的目标

C H A P T E R   T H R E E

　　女性主义疗法的最高目标是给来访者赋权并培养来访者的女性主义意识。这个领域的著作大部分都与制订策略，以在不同情景下达成该目标有关。治疗关系被视作一种环境，在该环境中，由于治疗师设定了原则及界限，且她或他严格遵守这些原则与界限，从而，来访者能够体验到一种以平等关系所承载的社会环境。因此，对每个寻求帮助的个体制订平等而又能实现赋权的策略是女性主义实践的核心。这样的赋权被认为对颠覆父权制，以及影响所有参与治疗的人（包括治疗师）的生活及心理有重要的作用，因为治疗师和来访者双方都浸润在父权文化中。揭露失权／去权及制订通往赋权的策略是一个持续的过程，每位女性主义治疗师都在这个过程中意识到父权等级和特权对自己的工作以及那些走进咨询室的人的生活经历产生影响，而这些影响往往是微妙而深远的。

　　一位女性主义治疗师将不断地问自己："当前情景中的权力动力是怎样的？我在什么时候将父权制下的臆断视为理所当然了？" 这些问题的答案也许看似简单，比如在学习障碍测试报告中加入一句有关性别与社会阶层的评论，从而反映这些变量（即性别和社会阶层）对正在被评估的问题的影响。它们也可以变得复杂而微妙，例如在咨询室的陈设安排中展露权力动力的细节，提升治疗参与者所感知到的平等，或是质疑"来访者"一词是否本身就具有去权的特点（Brown，2006）。

　　不同于许多其他类型的心理治疗，女性主义疗法作为一种治疗模型并没有具体的治疗目标。取而代之的是，来访者和治疗师合作决定治疗目标，同时，通过来访者的满意度和自我报告来对这些目标进行评估，而这样的治疗目标本身对来访者来说就起到了赋权的作用。女性主义治疗师询问来访者的目标，并就如何实现这些目标而提出建议；治疗师和来访者讨论、商议，并在整个心理治疗的过程中不断以正式或非正式的方式再次探讨这些已达成一致的目标。当来访者无法明确她们的目标时，治疗目标则变为帮助来访者发掘她们的愿景；女性主义治疗师并不会因为来访者缺少对自己的需要和愿望的了解，而将自己设想的治疗目标强加于来访者身上。

女性主义疗法以来访者为核心来界定优质治疗的特点及疗效，这种模式使得它与其他几种治疗范式（例如人本主义、叙事疗法、以及多元文化疗法）形成了紧密的联系。这几种疗法都强调在治疗关系中为来访者赋权，而将定义治疗结果的权力置于来访者手中正是这一策略的重要一环。这种立场挑战了将"治疗结果"这一社会建构的概念视为由治疗师衡量或是由治疗取向预设的认知。它让来访者成为权威。女性主义治疗师认为与其用某种反映专家认知的量表来评估治疗结果，还不如让来访者表达她们自己发生了怎样的改变以及这些改变对她们来说意味着什么。这是一种定性的、现象学的、由来访者驱动的，而非定量的、由专家驱动的衡量治疗结果的方法论。

女性主义疗法从四个权力领域概念化人类经历。这四个领域分别是：躯体／生理、心理／心灵、社会／人际－情景，以及精神灵性－存在（即生理、心理、社会、精神灵性－存在）领域。这四个领域不断地进行着交流和互动——失权和赋权可能发生在任一或全部领域。因此，女性主义疗法对权力的定义，不是简单地按照其通常的意义将权力理解为对他人或资源的控制，而是通过关注个体在行为及内心方面因受父权制影响，而使个体感受到权力或产生无力感来理解权力。偏见、刻板印象以及压迫都构成了制造去权的社会力量；它们不仅发生在宏观的社会、文化环境和小家庭、社区环境中，更存在于人的心灵内部，内化成了自我的一部分。失权和无法拥有权力的后果被认为是情绪失调和行为障碍的核心源头。女性主义疗法不断探寻，一般而言以及具体而言，如何推动一个在某些领域产生了无力感的人重新获得力量。女性主义治疗师还面临着这样一个任务，即与她的来访者一起，合力创造出鼓励并支持彼此获得赋权的策略。

权力及它的多张面孔

躯体／生理领域的权力

权力可以被归入一个两轴四象限的生理、心理、社会、精神灵性－存在模型中。因此，在生理领域，权力意味着与自己的身体紧密相连。在躯体领域，权力意味着身体被体验为一个安全的地

方，同时也以其本身在营养充足情况下的样貌而被自我接受，而
不是被迫变大或变小。如果它的尺寸和形状使一个人缺乏安全感，
能以增加安全感为前提改变其尺寸和形状，或以不改变身体的方
式为个体增加安全感，这就是权力的一种体现。权力在躯体领域
意味着洞悉身体对食物、安慰、性快感以及休息的渴望，同时也
意味着拥有满足这些需求的途径，而这些途径并不会导致对自己
或他人身体的故意伤害或对个人价值观惯常性的违背。值得注意
的是，能看、能听、能走、能说话，或是一个摆脱了疼痛和疾病、
强壮且健康的身体，都不是获取躯体权力的必要条件。相反地，
生理层面的赋权与自我和具身化之间存在的心理、社会、精神灵
性关系有关。带着同理心看待、接纳并在需要时倡导具身化的经历，
这才是在生理领域的赋权。

心理／心灵领域的权力

在心理领域，权力意味着一个人知晓自己的想法，并有批判
检验自己及他人想法的能力。同时也意味着当新的信息出现，使
得调整个人认知成为必要时，一个人能够改变自己的想法，换言
之就是一个人能够灵活应变而又不轻易受他人左右。权力也包含
了一个人有信任自己的直觉和内心想法的能力，以及寻求信息资
源以扩展个人世界、个人能力的本领。有权力的人知晓他们正在
体验的感受，并能够将他们的感受当成有用的信息资源帮助他们
了解在此时此处发生的事。权力在情感领域意味着不麻木，当下
的感受反映着当下，而非过去或未来的经历。心理社会权力亦包

括了体验强大而激烈的情绪的能力，个体能够包容情绪，从而在自己的心理社会世界中有效地运作，这种权力还包括在需要时容纳情绪体验，使个体内部功能不受影响。权力在该领域还涵盖了自我调节的能力，而这种自我调节不会对自我或他人的生理、心理、社会及精神灵性造成伤害。

社会 / 人际 - 情景领域的权力

有权力的人在人际沟通方面常常更加有效，更多的时候他们能以自己期望的方式影响他人。他们意识到自己无法控制他人或周遭的世界，同时能够从容地接受自己的权力和控制是有限的。有权力的人能够体谅自己及他人所展现出来的人性，同时不忘保护自己免受他人对自己情感或身体上的伤害。有权力的人在自己与他人之间设立明确的界限，同时又能灵活进退以增加自己获得想要的结果的概率。有权力的人能够把自己的创造力和想象力作为快乐的源泉，同时又能保持对现实的感知从而帮助他们更有效地追求自己的喜好。

在社会权力的人际领域，有权力的人能够与他人、群体，以及更大的系统建立良好的关系。有权力的人能够建立并维持亲密感，并在与他人亲近的同时不失去自我或吞噬他人，同时能够为自己设定明确的人际界限而又不致产生距离感。他们能够自主决定结束一段变得危险、令人不快，或为自己带来太多困扰的关系，他们也能够在条件允许的情况下与他人一同解决冲突。他们在人生中进入某个角色——父母、伴侣、同事——通常是基于自主的选择、意愿及渴望，而不是意外，尽管他们也欢迎机缘巧合和体验新事物的机会。

精神灵性 - 存在领域的权力

在精神灵性 - 存在领域，有权力的人拥有意义建构系统，该系统能帮助他们应对生活中具有挑战性的事物，并带给他们舒适感与幸福感。他们了解自己的传统和文化，并能够将其整合进自己的身份中来加深对自我的了解。他们知晓社会情景并能够参与其中，而不是受其控制或是不知其影响。有权力的人洞悉自我存在的理由并能够将此整合进自己日常生活的重要方面。

表 3.1　生理、心理、社会、精神灵性 - 存在四领域的个人权力

躯体 / 生理领域的个人权力	心理 / 心灵领域的个人权力
与自己的身体紧密相连；身体被体验为一个安全的地方；以其本身在营养充足的情况下的样貌而被接受，而不是被迫变大或变小。如果它的尺寸和形状使得个体缺乏安全感，能以增加安全感为目的改变其尺寸和形状；洞悉身体对食物、性快感以及休息的渴望；不对自己或他人的身体故意伤害，不惯常性地违背自己或他人的价值观。能看、能听、能走、能说话，或是一个摆脱了疼痛和疾病、强壮且健康的身体，并非获取躯体权力的必要条件。对身体抱有爱悯之心	知晓个人的想法，批判性地思考，能改变个人的思维；灵活应变且不轻易受他人左右。相信直觉，亦能接纳外部信息；知晓个体正在体验的感受，利用这些感受作为有用的信息资源帮助个体了解在此时此处发生的事。不麻木，当下的感受反映着当下，而非过去或未来的经历。有能力体验强大而激烈的情绪，包容情绪，且以不伤害自己及他人生理、心理、社会及精神灵性的方式进行自我安慰与调节

续表

社会／人际 - 情景领域的个人权力	精神灵性 - 存在领域的个人权力
拥有更有效的人际沟通技巧，更多的时候能以自己期望的方式影响他人；没有不切实际的控制欲；体谅自己及他人；保护自己；边界感分明，又能灵活进退。能够与其他个体、群体及更大的系统建立良好的关系；能够建立并维持亲密关系；在与他人亲近的同时不失去自我或吞噬他人，为自己设定明确的人际边界而又不致产生距离感；能够自主决定结束一段变得危险、令人不快，或为自己带来太多困扰的关系；能够在条件允许的情况下与他人一同解决冲突；在人生中进入某个角色——父母、伴侣、同事——通常是基于自主的选择、意愿及渴望，而非意外，虽然机缘巧合和体验新事物的机会也不失为美	拥有能帮助应对生活中具有挑战性的事物，并可能带来舒适感与幸福感的意义建构系统；了解自己的传统和文化，并能够将其整合进自己的身份中来加深对自我的了解；知晓社会情景并能够参与其中，而不是受其控制或不知其影响；洞悉自我存在的理由并能将此整合进日常生活的重要方面；富有想象力与创造力，且不失现实检验力

父权与失权：痛苦的根源

　　女性主义疗法主张，大多数人生活于其中的父权系统，有意或无意地让几乎所有人在一个或多个维度失权，以致上述的"有权力的人"几乎完全变为奢望。但与此同时，女性主义疗法背后

的理论认为，即使是在父权现实的限制下，此种无力感也是可以
被转化的。父权的一种去权策略，就是制造出文化及个人层面无
能为力的恍惚状态，从而传达出一种信息，即大多数人无法为自
己赋权。这种被父权文化传播出来的大规模失权信息，包括阶级
是不可避免的，真正的社会变革是不可能的，以及性别化的或其
他社会建构的角色或关系的是不可变的，都催生了这种社会性的
恍惚。女性主义疗法邀请它的参与者留意权力在何处以何种方式
可供他们使用，从而颠覆并中止这种恍惚的无力感。女性主义分
析揭示了，心理及社会领域的权力并非受性别、基因表型、社会
阶层、身体或任何其他（由社会建构以解释为何某人不能承担某
种角色或不能做某件事的）理由的钳制。通过挑战"放弃并随大
流是唯一的选择"这一文化信息，女性主义疗法及其从业者逐渐
破坏父权文化对"危险"的叙述并创造出希望，而这正是发生改
变的必要条件。

在"什么建构了心理及社会领域权力"这一宽泛崇高的构念
中，女性主义治疗师邀请来访者发掘让自己变得更有权力的策略，
并鼓励他们将心理治疗及治疗关系作为摇篮来发展这种权力。通
常，刚进入治疗关系中的大多数人会发现自己的权力是隐形的或
不可用的，或更坦率地说，他们根本没有权力。当女性主义治疗
师在治疗中第一次发问，"你现在能做的一件带给你力量的事是
什么？"许多人的回答都是"没有这样的事"的变形。治疗师将
之前所述的权力模型提供给来访者，并将权力叙述为一个连续的

而非全有或全无的变量，能够打破那种无能为力的恍惚状态，因为人们开始理解，他们已经无数次以各种各样的方式变得更有权力（力量）了。

加里，一个三十岁出头的欧裔美国工薪阶层男性，在幼年时就被诊断为患有阿斯伯格综合征。他被放到一个特殊教育班级，因其在社交方面奇怪的行为而被同伴嘲笑、霸凌。他的父母，曾在社区大学接受相关专业的培训，对医疗及心理方面的权威（他们告诉加里的父母，他们的儿子永远不能拥有正常的社交关系）唯唯诺诺。因此，当加里向他们抱怨自己遭到同伴霸凌时，他们认为一切都是加里的阿斯伯格综合征的错。加里因其童年期遭受同伴暴力而产生持续的创伤后应激反应，最终选择寻求心理治疗。当他的女性主义治疗师比尔问他关于他所做过的为他带来力量的事时，他显得十分惊讶。他回答说他一直都感到非常无力。当加里带着一张打印出来的关于"有力量"一词的同义词词库来接受他的第三次治疗时，他告诉比尔，"我想如果我研究一下这些，我就能找到一件能带给我力量的事情做。"治疗师告诉加里，这正是一件他做的为他带来力量的事——他已经利用他作为一个在线调查员的技能和天赋，开始颠覆他被人告知的所谓"权力"的意义。

通常，在女性主义治疗师将权力以此种方式呈现给来访者之前，来访者常常将权力理解为负面的、危险的，而不是给予自我肯定的一种构念。对那些被权力伤害过的人来说，权力可能与伤

害，包括指向自我的伤害相混淆。许多参与治疗的人将他们应对
失权的策略——那些凝聚了创造力、天赋及渴望，但如今却演变
成问题的策略——视作自己的缺陷，视作他们无力和失败的佐证。
"我没能保护好自己。"一位从记事起就被父母严重虐待的女人说。
而她却没能看到当其他任何自我保护模式都不可用时，解离正是
她保护自己的方式。"我的水平上不了研究生院。"一位自 16 岁
起就从高中退学以帮助他贫困的家庭的男人说。然而，在那样一
个无法为他提供学习技巧的环境里，他获得了继续教育学位。如果
他有中产阶级孩子触手可及的学习资源的话，他现在一定已经完
成他的硕士课程了。通常，遭遇过身体、心灵、思维、感受、精
神灵性、文化，或上述所有方面的极端侵害的人，都已通过发展消
极策略——通过从身体、情绪或记忆中解离，或通过自我伤害——
保护了他们自己（Brown & Bryan, 2007; Rivera, 2002）。对女
性主义治疗师来说，上述所有基于保全生存能力的策略和挣扎就
是一个人面对父权制而努力获取权力的证据。一个人感受到的痛
苦并不应被视为心理疾病，因为这恰恰证明了这个正在努力的人
已经具有的、积极地向有权力的个体看齐的能力。赋权的第一步
就包括将痛苦重构为一种信号，一种渴望成为有权力的人的信号。

因此，在女性主义疗法中，赋权的体验和作用对每个人来说
都不一样，甚至对同一来访者来说在不同治疗阶段也不一样。对
一个个体来说，赋权也许意味着学会每天摄取健康的食物而不是
忽视身体和心理的营养需求。对另一个个体来说，赋权也许意味

着学习能在工作场所帮助自己更有效地运作的技巧，例如在性格上变得更加精明圆滑，更有能力处理工作上的人际关系，保住工作并脱离贫困。而对第三个个体来说，赋权也许就是她做出决定，不去整合她的多重人格，而是发展出一种运作策略使得她的各个人格能够在意识和行动层面合作，从而让她能够不再解离，并能够在此时此地对她的世界做出回应，因此，她不需要以统一的内在人格结构的方式来生活。

女性主义疗法尝试通过几种策略来实现赋权这个目标，而这些策略又指导着治疗师在某次治疗中的行为。这些策略包括建立平等关系，将心理疾病重构为痛苦与功能失调，抵制父权制下的诊断，以及通过分析性别和社会地位培养个体对自己多重身份的感知。

女性主义疗法中的重要概念

平等关系

平等关系是女性主义疗法的核心，也是心理治疗中产生赋权的人际环境（Brown，1994；Faunce，1985；Greenspan，1983；Smith & Siegel，1985）。心理治疗并不像早期女性主义治疗师想象的那样是两个人的意识觉醒小组，也不是后来一些人认为的两个平等的人之间的关系。心理治疗强调的是一种所有治疗参与者均得到平等对待的关系。每个参与者都是专家，将特定的技巧和知识带到合作中来，任何人都不比其他人更有资格进行评价。而治疗师的每种行为的一个目标都是为来访者赋权。普通的心理治疗预设了权力的不平等，并缺少系统地改变此种不平等的决心。女性主义疗法承认这种不平等的存在，并根据治疗师所认同的关于心理治疗实践的法律及伦理规范，追求系统化的策略，尽可能地削弱此种不平等。在心理治疗关系所提供的社会系统中，女性主义疗法努力将特权赋予寻求治疗的人，重视他们的声音、知识和经验，而不是那些提供治疗的人。

建立平等关系的理想一开始并不被看好，一是因为平等和"相同"有着同样的拉丁词根，二是因为平等治疗关系的发展经历了一些波折。在女性主义疗法发展的早期，尤其是在缺失女性主义实践理论和伦理的第一阶段，少数治疗师利用女性主义作为实践理念与来访者进行无约束，甚至无性约束的治疗。这些人用平等关系来为自己的行为狡辩，争论说这才意味着两个完全平等的人之间的关系。并且由于两方的权力是相同的，一个治疗师就无法剥削一位来访者或是滥用权力了。几乎没有女性主义治疗师或是思想家同意此种对平等关系的曲解，他们指出，通常都是治疗师利用自己的权力来决定谁对谁来说是平等的。女性主义疗法协会伦理守则就在这样的背景下诞生，并反映了女性主义对过去二十多年现实的理解：治疗本身就注定了权力关系的不平等，治疗师对设定并维持界限负有责任，同时负责在那个不平等的体系内为来访者赋权（Feminist Therapy Institute，1990，2000）。

要定义平等动力关系的组成要素，就必须留意社会特权是通过哪些方式进入心理治疗领域的（McIntosh，1998）。特权是这样一个概念，它让人们注意某些社会地位是如何让那些位于其中的人体验权力，获取资源，并保护自己免受伤害的。所有这些都是不劳而获的，并可能因此而有意或无意地压迫他人。举例来说，肤色为"白色"的欧裔美国人在西方文化中拥有基因表型特权。依靠一出生就拥有的浅肤色及眼睛、鼻子和嘴唇的形状，这些人受益于生活在一个由白人种族主义领导下的文化中。他们的生活在大大小小的方面都比那些被认为是非白人的人更加安全、轻松。即使不是一个有主观刻意的、活跃的种族歧视者，欧裔美国人也能够从表型特权上获益。麦金托什所写的关于"白皮肤"特权的文章，列出了一系列欧裔美国人轻易当作理所当然的方面，从稀松平常到严重危机，从美妆美发品很适合你，到你开了一辆豪车而不用担心被警察拦下来，因为只有欧裔美国人开豪车才不会被认为车是偷来的或里面藏有毒品。类似的特权同样适用于其他在西方文化中占主导地位的价值观。举例来说，这些包括异性恋（与期许相伴一生的人结婚而带来的法律和经济上的益处，这对生活在美国的大多数同性恋者来说是无法获取的），信仰基督教（西方社会中主要的基督教节日通常都是法定假日），或中产及以上阶级（获取例如免费的支票账户、良好的信用评级、高质量的公立学校，以及更加安全的社区等资源）等。特权是不需要争取的，也无法除去的。以文化资本形式（例如已获取的知识）呈现的社会阶层特权，即使在一个人的财务水平发生改变的情况下，也能够维持下去。对一个人的特权的觉悟有助于理解存在于社会关系（也包括心理治疗）中的权力。

女性主义疗法理论因此主张，一部分的平等关系来自治疗师的探索以及对特权问题的分析。这些特权问题常常出现在治疗中并影响每个人在治疗内及治疗外的权力。未经审查的特权由于存在于享有该特权的人的意识之外，加强了此人的权力，而未言明的权力亦以一种压迫性的形式运作，原因在于特权一方能对现实制造出诸多假设，而非特权一方虽然能感受到当下的假设，但难以就这些假设与特权一方对峙。

一位中产阶层治疗师给她的工薪阶层来访者一本关于自我关爱的书，建议该来访者尝试书中所写的一些策略并以此作为来访者的家庭作业。这位已经阅读过这本书的治疗师认为书中关于自我关爱的一些例子，比如让自己体验一次按摩，出去吃一顿丰盛的晚餐，或花个周末去个漂亮的地方休闲，都是很好的主意。她的来访者在接下来的一周归还了这本书，完全没有提到，每个建议在经济上都超过了她的能力范围。而这正是治疗师从来没有想到过的，因为她从来没有思考过她的社会阶层特权。很快，来访者从治疗中脱落。特权不经审查将会导致同理心匮乏。

　　女性主义治疗师将对特权的意识及对特权的讨论引入治疗环境中，并视此为女性主义实践的一项道德义务。当显示出自己拥有更大的特权时，她们承认该特权；当相比来访者来说她们拥有较少的特权时，她们也会自我探索该处境的意义（Feminist Therapy Institute，1990，2000）。

　　女性主义治疗师与来访者就治疗目标达成合作，治疗目标同时包括宽泛的总体目标和在某一处境下的具体目标，目标侧重于治疗师在其能力范围内提供一系列选择并厘清什么最适合来访者。这类合作需要仔细关注来访者对开启某一话题（或问题）并在合作范围内定义该话题的心理准备水平及意愿。一位女性主义治疗师不能有一个惯用的、一刀切的干预策略，因为这样会在不经意间让来访者失权；同时，这也代表了治疗师对权力的误用，是导致治疗中不平等的根源。即使某个女性主义治疗师青睐认知行为疗法或格式塔疗法或心理动力学疗法，她也必须每时每刻将这些疗法整合进为来访者赋权的总体目标中。

　　　吉莉安，一位出身于贫困阶层，而今在软件销售行业就职的中产阶层欧裔美国女性，她告诉伊琳娜——她的中产阶层欧裔美国治疗师，对她来说，寻求让自己在工作中摆脱情绪化的方法很重要。她以此为目标是因为她觉得自己对顾客的认同或不认同过于敏感，这削弱了她赚钱的能力，而她赚钱的能力恰恰是她保有个人权力的重要途径。伊琳娜在情绪聚焦方面接受过扎实的训练，她倾向于将来访者增强自己与当下所产生的情绪的联结视作一种赋权。吉莉安和伊琳娜一同为吉莉安的目标制订了一个计划，不仅帮助她增强对自己情绪的了解，在情绪来临的那一刻，还能帮助她就情绪如何影响自己做出更好的决定。由此，双方的职业操守都得到了尊重，而吉莉安个人成长的目标也得以实现。她并非脱离了自己的情绪，而是加强了自我意识和选择的能力。

即使是面对有强烈自杀倾向的人（这种人最能激起治疗师权威取向而非平等取向的回应），女性主义疗法也不回避为来访者赋权。恰恰相反，在这种情形下，女性主义治疗师一定要巧妙地寻求能同时为来访者赋权从而保证她的生命安全，又能继续尊重来访者自主意识的策略。布朗（Brown，2006）写道，很多治疗师因为害怕担责，当这一最可怕的话题在治疗中出现时，就立刻采取强制措施，让来访者体验失权。女性主义疗法认为，当来访者试图以自杀来威胁自己的治疗师时，治疗师所体验到的权力冲突恰恰证明了脱离平等关系立场所带来的危害。这种权力冲突也是一种治疗中的失误，最终将让两方失权。如果人们只能以伤害或杀害自己来向治疗师证明自己的自主意识，那么强制措施的无用性就更加不言而喻了。

女性主义疗法建议，处于该情形的治疗师一定要抓住契机寻求为来访者赋权的策略。治疗师一方面要帮助来访者维护其对自己身体和生命拥有的权力和自主，但同时这种帮助策略不能威胁到来访者的生命安全。一项女性主义自杀危险评估方案（Brown，

2006）能够为治疗师和来访者两方赋权，该方案通过分析治疗关系本身以及来访者生命中的其他环境因素，进而了解这些因素能否以及怎样被调整来保护来访者不被她的自杀冲动（一种永恒的失权方式）所侵扰。自杀是对权力的终极丧失，而不是对权力的终极表达，将这样的解读加入一段已有的强调赋权和平等关系的实践框架中，能够鼓励人们考虑将活下去作为一个能为自己带来力量的选择（Brown，1992b）。

布朗和布莱恩（Brown & Byran，2007）讨论过一位女性主义治疗师是如何回应一位以自残行为作为应对策略的来访者的（关于该治疗的详细讨论将在第四章呈现）。与要求这位来访者同意停止以自残行为作为包容情绪、自我调节的策略相反，这位女性主义治疗师在尊重来访者想利用该策略达成的目标——自我调节并防止自杀——的同时，提供了发展其他能达到相同目标且对身体伤害小的、更有力量的策略的方法。这种浸润在平等关系中的赋权框架奠定了一种基调，使得治疗师能向来访者传达自己对其自主意识的尊重（要知道，来访者尝试以创造性的方式来解决极度的情绪困扰），同时也传达自己对来访者身体自我的安全的关心，而这一切并不旨在控制好来访者来达到特殊关照治疗师安全感的目的。

治疗中的权力动力：象征关系

女性主义疗法并不像心理动力学那样使用移情这一构念。但是，女性主义疗法作为一个生理、心理、社会、精神灵性 - 存在模型，证实了这一现实：在心理治疗关系中的每个人都代表了真正的"此时此处"，并对另一方来说象征着某些东西。"我在何时何地加入，整个种族都在彼时彼地和我一起加入了。"安娜·朱莉亚·库珀，这位 19 世纪的非裔美国社会活动家说道（Giddings，1996）。这话适用于所有人：当我们参与交流时，我们都带着自己未曾言明的人生经历、文化经历，以及心理治疗环境本身的意义。女性主义疗法敦促其实践者注意由身份表征引起的象征性现象是如何影响关系中的权力动力的。这一问题超越了通常所说的移情和反移情构念，因为女性主义实践明确地整合了当前社会环境对这些象征意义的影响，而不是将象征过程解读为恒定不变的无意识动态。因此，举例来说，当治疗室之外的世界发生的事件影响治疗师对来访者（或来访者对治疗师）的理解时，女性主义疗法假定这种象征关系也将受到影响，且在那一刻权力也会变化。治疗师负有关注外部现实的潜在影响，并在治疗中提出这一话题的责任。这是在治疗关系中为了双方而对权力进行持续分析的一个要素。

邀请来访者蜕变

东道主对贵宾参与某项活动的"邀请"可以用来比喻来访者和治疗师之间的平等动力关系。邀请是治疗师给她珍视的来访者的一个宝贵的东西。来访者无论是接受还是拒绝邀请，都不产生任何负面结果。通过邀请来访者思考备选方案，治疗师并不贬抑或无视来访者自己当前的赋权策略，也不故意创造一种动力关系使得来访者不敢说不，或使得他出于自己惯用的人际策略而表示同意。

这个关于东道主、贵宾以及邀请的比喻点明了平等关系的其他几个要素：对来访者自愿踏入这扇艰难又常常令人恐惧的蜕变之门致以敬意，尊重他们的自主意识及他们对治疗师所提供的选择做决定的权力；同时这个比喻也肯定了治疗师的工作。女性主义治疗师认真对待每一个来访者，因为无论他们遭受了多少苦难，他们都在想方设法地活着。在我们的治疗室中，他们深陷精神痛楚，但这也正是他们实现自我赋权的策略。治疗不是赋权的唯一途径，而这是普通心理治疗经常忽视的一个事实。

在女性主义疗法的平等动力中，对来访者的能力表达衷心的敬意能够让来访者考虑以治疗师建议的其他方式生活甚至成长。这种尊重的氛围不去否认来访者此前对关爱自己的尝试，不需要经历这个失权的过程，它传达的是这样一种信息："以前那是个好办法，也许以后它还会是个好办法。与此同时，能有一两种其他办法来重新塑造今天的生活也许很有帮助。"

与一个受到痛苦或困难的刺激即频繁解离的来访者工作的治疗师，很可能会邀请那位来访者重新解读这些经历。解离不是病态的证据，而是一种能让他从痛苦中逃离的"天赋"，即便这意味着他的身体被困在解离状态中，且不能安全地利用一种更有用或更积极的策略。同样地，女性主义治疗师会邀请这位来访者不要将眼下遭遇的由解离带来的问题解读为一种失败。相反地，这种解离策略也许只是在来访者目前的生活中失去了它的效用，或者是运用这种策略时需要更明智的计划，而不是将它当成一个默认选项。毕竟，解离还有很多有价值的用途，例如在看牙医时提升疼痛耐受力，或是在做某项任务时能够专心致志免受干扰。通过有意识地建构这样一个过程——治疗师发出邀请而来访者有权利选择，未言明的权力动力（即来访者被诊断为"深受困扰"，而治疗师则被默认为"一切正常"并成为给出这个诊断的人）也遭到了挑战。而这再次在治疗关系中引领更平等的权力分配。不断挑战将痛苦建构为疾病这一现象，传达出了治疗师对来访者的重视、尊重与鼓励。这些都是女性主义疗法实践的核心。

女性主义治疗师也在实践中利用一系列结构和生态策略来系统性地减少权力的不平衡，并为来访者提供相仿的获取治疗资源的途径，要知道，女性主义治疗师并没有被规定或要求施行这些策略。女性主义疗法长久以来一直支持治疗师以来访者利益为前提进行自我暴露（Brown，1991；FTI，1990，2000），它认为这是为来访者赋权的一个途径。提倡自我暴露一是出于表明自我暴露能带来积极影响的研究证据（Hill & Knox，2002），二是因为女性主义疗法根植于重视治疗师真诚品质的人本主义模型（Rogers，1957），三是因为女性主义疗法深知意识觉醒过程中多人共享的经历所带来的力量。女性主义疗法认为，并不存在中立或是客观的心理治疗师，所谓的客观性就是拥有最高权力的人用来称呼自己主观性的代名词。否认来访者所知和可知的现实的治疗师更容易忽略探索和审查自己的权力，从而进一步滥用权力。因此，一个治疗师也许会选择不去过度自我暴露，比如说他的性取向或社会阶级背景。但他必须注意，即使没有过度自我暴露，那些信息对来访者来说也许早就已经公开透明了。治疗师也必须考虑到，他的这些个人信息可以被隐藏，但来访者的信息在很大程度上则是无法隐藏的，而这又会传达给来访者怎样的信息呢？

"你从没提过你的伴侣，"伊莎贝拉对她的治疗师说。伊莎贝拉是一位中上阶层女性，她的父母从智利移民到美国，而治疗师帕斯则来自一个波多黎各的贫困家庭。"但是，从你和我谈论人们在关系中遭遇的种种挣扎，我敢说你肯定有伴侣。你并不是只在说理论，对吧？"帕斯接受的是心理动力学领域的训练，她并不习惯表露自己的生活细节，虽然两人在童年时都说西班牙语正是伊莎贝拉从保险公司提供的名单中选中帕斯作为她的治疗师的原因。当伊莎贝拉提起这个话题时，帕斯肯定了伊莎贝拉的猜测，她确实有伴侣。接着，她问伊莎贝拉这对她来说意味着什么。帕斯还自我暴露，被来访者问到个人隐私对她来说是个挑战，因此通过在此时此刻暴露自己真诚、脆弱的情感以创造平等权力，同时维护自己的隐私对她来说非常重要。

女性主义疗法假设，否认特权和偏见的存在会带来去权的结
果。该假设在多维迪奥及其同事（Dovidio, Gaertner, Kawakami, &
Hodson, 2002）所著的关于厌恶偏见的文章中得到了一个有趣的验
证。对厌恶偏见最好的理解即持有它的个体并不承认他持有该偏
见。当有权力的人受到无意识层面的厌恶偏见影响时，这种偏见
导致更强大和更弱势的人之间产生有问题的、让人失权的交流。
反之，当偏见得到承认，弱势一方感受到的失权就会被削弱。当
弱势的一方能够清楚地知道并理解这种偏见时，她就得以赋权并
发展出应对这种偏见的策略。

　　比弗利是家族中第四代上斯贝尔曼学院的女性。作为一
位医师和一位律师的女儿，她从来没有对她的能力或是她成
为一位精神科医生的目标产生过怀疑。作为一位非裔美国女
性，她对自己的种族有强烈的认同感，因此，当她发现她对
拉吉莎有着强烈的负面情绪时，她感到非常惊讶。拉吉莎是
一位年轻的非裔美国女性，她努力成为家族中第一个从高中
毕业的人。由于她所在的、资源匮乏的高中无法为她提供充
足的学术准备，拉吉莎现在正在大学里挣扎。她抑郁又焦虑，
同时又为能找到一位非裔美国精神科医生而激动。然而，这
段关系进展得并不顺利，因为厌恶偏见动力并没有在治疗室
中得到承认。比弗利对她自己的反应感到吃惊。在她向她的
女性主义同辈小组征求意见时，她开始意识到自己对出身贫
困阶层的非裔美国人怀有强烈的、未曾承认的厌恶偏见。"我

从小到大都在嘲笑她们的名字。"她告诉大家，"我听到有人把'问'说成'文'，我都很尴尬。现在，这位表现惊人的年轻女子正在尽一切努力取得成功，而我却一直在治疗中为她的名字和口音感到难堪。"一旦比弗利意识到了她的厌恶偏见，她对拉吉莎的反应也发生了变化，她自己也注意到了这一点。在那一刻，比弗利向拉吉莎表露了自己态度变化的原因并告诉她："我做了让我自己感到难堪的事。我曾因为你的贫穷而对你肆意评判。"这反过来为一场强有力的、关于阶级歧视的讨论敞开了大门，原来拉吉莎在受过高等教育的非裔美国女性群体中也一直在遭遇阶级歧视。这场讨论在之后的治疗中持续进行着。比弗利能够意识到，并在恰当的时机表露她的厌恶偏见，这让拉吉莎得以赋权，进而能够指出那些存在于她与其他人之间有问题的互动交流，并停止将那些问题归咎于她自身某些未知的缺陷。

同样地，如果治疗师否认自己的权力和特权则会制造出一种动力关系，在其中，治疗师的权力持续造成影响却又无法被指明或被挑战，因为，这些权力被用来否认权力的存在，这样的动力关系很可能会让来访者失权。如果治疗师能有意识地承认并认识到他的权力及特权，即使他从未与来访者讨论或向来访者表露这些权力与特权，这种意识也会微妙地向权力动力施加一个力，让权力朝着为来访者赋权和创造更平等的治疗关系的方向转变，因为那未曾言明的信息所传达的内容，即权力的不平等亟待讨论与解决。

平等关系在女性主义疗法中的核心地位使得女性主义治疗师不仅要考虑她们和来访者在治疗室内（治疗师凭借自己的角色拥有更多权力）拥有的权力和特权，还要考虑在治疗室外更大的社会环境中，来访者凭借其社会地位可能比治疗师拥有更多权力。女性主义治疗师同时还要考虑她们工作实践的细节，比如她们的治疗室开在哪里，她们怎么描述自己的称谓（"我是叫布朗教授呢，还是叫劳拉，谁来决定呢""我是叫我的来访者埃尔南德斯小姐呢，还是安妮塔，这又由谁决定呢"），以及怎么设置治疗费用。这些都与传达给来访者的关于价值平等以及赋权的观念有关（Brown，1991，2007；Luepnitz，1988）。用我自己来举例，我让来访者用她们感觉舒服的方式称呼我，同时告诉她们我的个人偏好是别人直接叫我的名字。我告诉她们，我无所谓她们叫我什么，只要听起来大概是我的名字就行。在我法律领域的实践中，声明权威是赋权的核心，所以我一直用我的正式称谓。作为老师或是督导，我同样鼓励我年资浅的同事叫我的名字。这也反映了我对那些接受我培训的人的角色的理解。

亚历山大在其关于空间心理学的著作《建筑模式语言》（Alexander，1977）中写道，空间的组织方式将告诉人们，这处空间是否好客、安全，或是让人感觉受欢迎。女性主义治疗师不像建筑师那样关注空间模式的问题以及空间模式传达的内容，但想要创造一个平等的动力关系，女性主义治疗师会思考一处空间是如何向身处于其中的各方传达平等信息的。一位女性主义治疗师，如果渴望拥有能助益于平等关系和赋权的治疗环境，她会思考自己的办公室所传达的信息，即在那里谁会感到受到欢迎而谁又可能觉得不自在。比如它是坐落在一个豪华的、彰显着社会阶级特权的办公楼里还是位于城镇的某个很可能让有色人种感到不舒服的地方？它距离公交线路是否很远，导致无法驾车或是买不起车的人难以到达？即使到了那里，才刚下班的建筑工人是否知道他沾满了泥土的靴子在治疗师的地板上是受欢迎的？治疗室的椅子是否足够宽敞以至于能轻松容下一位身材丰满的人？考虑一下当今流行媒体刻画的心理治疗师的办公室。它们全都很漂亮，里面都是贵重的艺术品和家具。它们传达出哪些人是受欢迎的而哪些人又不受欢迎的信息。即使此类办公室对非女性主义同侪来说是标配，其环境也会奠定下不平等的基调，这种基调渗透到治疗中很可能会破坏女性主义的目标。一个女性主义疗法式的办公室应为女性主义治疗工作创造出一种具有赋权效用的物理环境。

"作为女性主义者，如何设置治疗费用标准。"用普尼茨（Luepnitz，1988，p. 83）的话来说，这是在治疗过程的各个方面为赋权和平等创造一个相对无缝的网络的另一个要素。一个女性主义治疗师必须要谋生，要认可他的工作价值。治疗师也必须留意，前来找他的人也许需要工作2个小时、10个小时、20个小时，或者只是一刻钟，来缴纳治疗费，而这些不同的情形又意味着什么呢。有关咨询费用的讨论对持任何理论取向的心理治疗师来说都不容易。女性主义疗法为治疗师如何收费提供了一个概念上的框架，它讨论了这样一个问题：如何沟通钱和费用的事宜才不会让任意一方失权，同时还兼顾每一方带到关系中的特权差异（Brown，1990）。例如，沃尔夫和福多尔（Wolfe & Fodor, 1996）就讨论过女性主义治疗师与富有的来访者工作的挑战；女性主义原则指导治疗师和来访者建立平等关系，但并未就任一特定来访者的具体情况做出假设；相反，这种原则以一种基于赋权的认识论的形式发挥作用，该认识论包含了对治疗过程中财务方面的分析。

在我自己的心理治疗实践中，我已经尝试过许多处理金钱问题的策略。这些策略包括采取完全的滑动折算制，为低收费来访者预留一定数量的位置，或者最近在我新开的女性主义疗法培训诊所，由学员接见低收费来访者，而我的公益时间则花在了督导学员上。我还指定了两种情形，在这两种情形下，我将在法律场所进行无偿服务，同时培训和指导更多的初级女性主义法庭从业者，以便提供低成本服务。我不断地和来我这里的人讨论我的咨询服务收费的意义，同时我也征询其他女性主义治疗师的意见，了解她们在金钱方面用以实现平等关系的策略。一些女性主义治疗师只在机构中工作，以便能够在不计成本的条件下为所有来访者提供服务。虽然对女性主义治疗师来说，没有任何一个收费原则是用以践行平等关系的正确方法，但能够对心理治疗费用意义进行深思熟虑，并愿意将自己对费用的决定公开告知来访者，正是一种表达平等主义的方式。

在平等关系中，来访者被视为一位值得治疗师信任的人，这是一种为某人赋权的方法。相反，治疗师并不被默认为是值得信赖的，这是一种削弱角色权力的形式。事实上，许多女性主义治疗师会公开讨论这一现实，即他们对每个新的来访者来说都是一个陌生人，他们尚未赢得来访者的信任，也不需要来访者以欣然给出信任的方式来维护治疗师的角色特权。与之相反的是，在平等主义模式中，治疗师有责任以赢得来访者信任的方式行事，从而增强来访者决定治疗师可信赖度的权力，而不是让治疗师简单地凭借自己占据的角色来宣明自己值得信赖。

特里斯坦是一位来自中产阶层的混血跨性别男性（已经完成性别过渡或正在从女性过渡到男性的个体）。他目前就职于一家为女同性恋、男同性恋、双性恋、跨性别者及酷儿群体服务的机构。他作为治疗师接见来访者凯莉，一位来自贫困阶层的非裔美国跨性别女性（已经完成性别过渡或正在从男性过渡到女性的个体）。特里斯坦作为跨性别者的身份并没有立即为凯莉所知，因为他在十年前就已经完成了性别过渡。他被所有见过他的人"解读"为毫无疑问的男性。当他问凯莉自己能做些什么来赢取她的信任时，她告诉他，对于生理性别为男性的她，与一个男性治疗师一起工作对她来说是非常不舒服的。"如果我告诉你我自己就是一位跨性别者，这会帮到你吗？"他说。凯莉表示这会有一定的帮助，但鉴于她对男性的感受，这忙帮得并不如他想的多。特里斯坦接着鼓励凯莉，她不需要信任他或是在和他相处时感到舒服。而这让凯莉很惊讶："我以为我应该信任我的治疗师。"随后关于信任的讨论恰恰让凯莉加深了对特里斯坦的信任。几年后，她将朋友介绍给特里斯坦时将他描述为一个"不说胡话的那种人"。

诊断？

诊断亦受制于赋权和平等交流的原则。正如本章之后会详细讨论的那样，女性主义疗法作为一门学科与《精神障碍诊断与统计手册》（American Psychiatric Association，2000）之间存在着沟壑一般深远的冲突与矛盾。早期女性主义治疗师避免使用正式诊断，至今很多女性主义治疗师仍在尽可能地避免使用诊断。这是因为诊断通常是具体化和物化来访者的策略，它将来访者在治疗前用以增强个人权力的任何可用的手段视为疾病。诊断创建了一种强势的社会结构，这一结构规定了什么是"正常"、什么是"异常"（Suyemoto，2002）。它不仅将诊断医生的观点奉为金科玉律，还向这一更大的文化俯首称臣，而这种文化正是定义了哪种对现实的体验方式是病态的而哪种又是可接受的文化。

然而，很多女性主义治疗师在需要使用正式诊断的领域工作，例如机构、咨询中心、监狱，或是其他可能需要正式诊断的地方，比如私人执业者向保险公司或帮助来访者付费的第三方报账。为了进一步推动赋权目标的实现，女性主义疗法倡导其从业者在以收费或机构制度要求为前提需要进行诊断的情况下与来访者讨论对诊断的使用，同时倡导从业者与来访者合作，了解当需要把来访者内心的痛苦翻译为外部可观察的变量时，什么样的语言才是最适合的，进而选择一个能反映治疗师和来访者双方对此的理解的诊断。因此，在最不济的情况下，治疗师也不会直接下诊断，而是与来访者合作选择诊断。由于来访者参与了选择最合适的诊断术语的过程，诊断对他来说是已知的信息。

  雅顿是一位二十岁出头的中产阶层欧裔美国大学生。她在大一第二学期遭到强奸。为了申请在课堂内容激发她强烈焦虑情绪时能随时离开课堂的权力，她需要拿到一份正式的诊断。艾略特是为她做评估的中产阶层亚裔美国心理学家。雅顿告诉艾略特："我讨厌标签。我讨厌我必须要有一个标签才能得到一点点体面的对待。整个申请过程都是对我的羞辱，但如果我还想毕业，就必须要拿到这个标签。"艾略特肯定了雅顿的感受，即整个过程确实充满了对她的羞辱。他进而邀请雅顿考虑如何找到一个适合自己的标签。他打开了《精神障碍诊断与统计手册》，翻到了描述创伤后应激障碍的页面，并与她对话，讨论她对使用"障碍"一词描述自己一系列症状的第一反应。艾略特没有要求雅顿在这个过程中简单地唯命是听，而是以一种能够为雅顿赋权的方式与她交流，包括告知她诊断是如何得出的，以及在批判心理学领域关于是否使用诊断的争论，和他自己对诊断标签的矛盾态度。四年后，当雅顿在一个心理咨询博士项目中继续自己的学业

时，她通过电子邮件告知艾略特，她的申请不仅帮助她完成
了学业，而且"我还在精神病理学课上谈到了我们讨论过的
一些话题"。

发展平等关系，将女性主义的权力分析纳入心理治疗过程是
女性主义疗法的核心。然而，简单地注意到权力虽是必要的，却
不足以使治疗成为女性主义治疗。对性别和相关的社会地位及身
份的分析是另一个要素。

性别和社会地位分析

人类一出生即区分性别。即便每 2 000 个活产婴儿中就有 1 个
双性婴儿，西方文化默认的也只有两种性别。性别，代表着一系
列社会建构的角色和关系，并通过婴儿出生时的生理性别传递给
婴儿（Bem，1993）。性别通常是人们最先体验到的身份，它先于
其他身份标记，例如文化、族裔或社会阶层。因为性别，作为一
个生理性别衍生出来的社会构念，通常是人类世界最重要的变量。
在工业化的世界中，当婴儿性别能在怀孕四个月时做的 B 超中被
辨别出来时，人们常问的问题不是胎儿是否健康，而是男孩儿还
是女孩儿？如此一来，家里就可以开始基于孩子的性别而做准备，
而这以前只有在胎儿出生后知道他的生理性别后才会发生。在女
性主义疗法中，了解个体经历的性别建构过程至关重要。这对理
论化普通（也被称作"正常"，一个女性主义治疗师尽可能避免

使用的术语）人的发展轨迹以及那些陷入困境的人的发展轨迹起着重要作用。

性别在不同文化中被赋予不同的要素，但当今世界上几乎所有文化，无论是个人主义还是集体主义，父系社会还是母系社会，本质上都是父权制的，其中性别化的行为和表达方式成了个人被重视或贬抑的基础。在父权制中，正如本书之前所述，那些被建构成男性气质的特征得到重视，而与女性气质相关的特征则被贬低，甚至，或尤其是，当表现出女性特征的人生理性别为男性时。这些性别化的自我建构成为权力或去权的根源，而人们期冀通过寻求治疗而解决的困难亦起源于权力和去权。根据在特定的时间和地点（往大了说是社会环境，往小了说是家庭心理生态系统）建构出的性别的狭隘或僵化程度，在个体呈现性别角色这个过程中，由于个人自由受到了非自然的限制，其本身可能会成为痛苦的根源（Ballou & Brown，2002；Kaschak，1992；Lerman，1996）。当性别被僵化死板的定义所限制，一个人可能在四个领域[1]中的任一或是全部领域丧失权力并对改变这种状况深感无力。因为当性别被假定为与生理性别同构时，那么事物的源头则会触及本质且不可改变，或用大众的说法就是"天生的"。

基于生理性别的性别化行为分类发生在生命的早期阶段，早在这个人们尚未习得语言或发展出自我意识的阶段，性别化的建构就已经深入人心，以至于它们在表象上被体验为天生的，是与

---

[1] 心理、生理、社会、精神灵性—存在领域。　——译者注

生理性别相联结的。女性主义心理科学早已证明了这种普遍存在的混淆生理性别和性别的过程，也揭露了整个社会以及专业人士对实证数据的顽固抵制，而这些数据恰恰是对"将特征和天赋性别化并认为其恒定不变"这一观点的质疑和挑战（Hyde，2005）。

贝姆的性别图式模型

性别是一个社会构念，但它也很快在内心被呈现为一种内省构念。"我是谁"通常深深扎根于"我是女性还是男性"。女性主义心理学理论的一个分支认为，人们在童年时期发展出性别图式（Bern，1993）。这些图式不仅是外部性别角色的内化，更代表了存在于个人、社会环境、个人年龄和发展阶段，以及他或多或少进行抽象思维的动态交互作用。性别图式通常以更加固化和僵着的呈现形式开始，因为年幼的孩子不具备超越类别规则进行抽象思维的能力。但性别图式并不总是随着生活的继续而变得更加灵活开放。伤痛的经历、文化规范、抑制型儿童气质，或某些其他因素都可能会导致个体性别图式中某些方面持久性的僵化。女性主义治疗师对发掘来访者性别图式充满兴趣，不仅是为了挑战它们，而且是为了更加了解个人权力和去权的根源及其与自我的重要方面的联系。

霍多罗夫与性别的再造

其他女性主义理论家也提出了不同的观点来理解性别权力，进而了解自我和经验的建构过程，以及该建构过程在个人生活中的促进或阻碍。霍多罗夫（Chodorow，1978,1989）从客体关系的角度出发，提出内部的性别表征产生于内心空间，而该内心空间则从母亲（儿童的主要照管者）与非常年幼的孩子之间的互动演化而来。这些孩子要么成为像母亲一样的人（女孩），要么成为不像她的人（男孩）。霍多罗夫的理论反映了对育儿实践的性别化划分。即使在为母亲提供母乳喂养的替代方案（用吸奶泵挤奶，用冰箱保存存储到瓶中的母乳）和家庭之外的工作机会（而非婴幼儿照管者）的社会中，男性也通常被剥夺了与年幼的婴儿建立亲密关系的机会。西尔弗斯坦和奥尔巴赫（Silverstein & Auerbach，1999）探析了父亲与子女之间的实际关系，挑战了霍多罗夫范式中的本质主义基础，指出由男同性恋者或单身异性恋父亲抚养的女孩也能发展出一种女性性别化的自我。

卡斯查克的环境中的自我

卡斯查克（Kaschak，1992）在她的环境中的自我模型中提出，被性别化的不仅仅是身份——实际上，所有经验都是性别化的。同时，她还探讨了性别是如何披上社会效价，被编织进父权厌女形态的。女性主义治疗师积极地理解性别（作为权力和去权的根源）的意义，而这亦激励着他们去探索那些被重视或被贬低的存在方式——那些被打压却又深深被需要、被渴望，却又全然无法实现的方式——是如何与性别化体验的核心相联系起来的。像其他女性主义性别理论家一样，卡斯查克提出，性别是一种在交互作用中产生的表现形式，这种交互作用存在于特定的体验，所获得的信息，以及每个人周遭可触及的各种环境中，而这些环境的本质又强烈地受文化的影响。

洛特的身份发展生态模型

洛特（Root, 2000）提出了身份发展生态模型，它建立在种族混血人群的经验之上，将性别置于影响身份的其他因素之中，并建立了一个互动过程，在这个过程中，性别和其他社会构念被内化为一个不断变化的过程。她的范式与伯尔尼提出的范式类似；不同之处在于，洛特的范式反映了她将女性主义知识应用到身份的其他方面的扩展。她认为性别不是不变的，而是不断与影响身份发展的其他因素例如文化、同时代群体、社会阶层、国籍等变量相互作用。像伯尔尼一样，她提出了一个基于性别的生理、心理、社会模型。该模型既反映了生理性别的影响，又反映了文化和环境的影响，从而阐明了性别作为一种由社会建构的、受文化左右的现象，在社会环境中受世俗变化的影响。

性别即权力的载体

安格尔（Unger，1989）报道了一系列有趣实验的结果。她在一组问题解决困境中操纵了被试的性别及权力变量。她的发现引人深思。当小组中的女性被置于实验者所定义的拥有强权的角色中时，她们表现出的行为与美国文化下被性别化的男性特征相似。而被置于从属地位的男性则表现出与所谓的女性特征一致的行为。因为在父权制社会中女性长期处于从属地位，所以从属经验会和性别混淆并不奇怪；令人惊诧的是，即使在社会心理学的实验背景下，社会地位和去权也能够迅速地压倒性别化的社会建构过程。

虽然这些女性主义模型来自迥异的身份发展学说，但它们都主张，通往性别化的自我（性别化的自我在大多数文化中，尤其是西方工业化社会中，是最普遍的轨迹）的身份发展轨迹在本质上是一个互动的、涉及生理、心理、社会、精神灵性 - 存在领域的过程。身体性别作为性别化的人际互动的催化剂，成为一种社会心理刺激，催生性别化的人际互动，促成性别化的自我，进而促成性别化的身体与自我的关系，接着催生性别化的精神领域及意义创造系统，随后又在一个持续互动过程中再次相互指引。这个过程正如许多人所体验的那样，变为隐形，直到它在女性主义实践中被置于前端并得到审查。性别也被不断地诠释为具有特定意义和价值的构念，因为在父权制中，与女性沾边的一切都被认为低廉；这种与性别相关的对自我的高估或贬低将会进入对权力、无力和可用于赋权的潜在途径的体验中。

性别角色分析（Worell & Remer，2003）是女性主义实践的原始工具之一，并持续地融入女性主义治疗师的工作当中。做性别角色分析需要讨论性别的社会建构过程，让治疗师得以考虑他的以及来访者的体验是如何被性别影响的。揭露并解析深度植根于文化规范的关于生理性别及性别的假设，可以成为一种有效的女性主义赋权策略。

伊莱在和他的治疗师莫妮卡谈话时提到，他将在孩子快出生的那一周请假，"之后，我就得回去工作了。"莫妮卡知道，伊莱的雇主，一个本地的软件公司，给职员提供极为慷慨的育儿假福利，于是问道："为什么这么快就回去？"伊莱被她的问题所震惊："为什么不应该回去工作？我的意思是，父亲在这个时候没办法做太多事呀。没有乳房，你知道吧。"莫妮卡听了这段关于作为父亲的男性的性别化的假设，以及父亲对新生儿来说所扮演的角色和拥有的价值（欲了解女性主义对父权制下关于父亲角色叙述的深度分析请看Silverstein & Auerback，1999），于是用自己和伊莱都觉得很有帮助的幽默感来邀请伊莱改变，说："所以，你没有手臂，嗯？没乳房就不能抱孩子？"伊莱笑了，然后开始说他害怕自己作为男人一点用都没有，而且因为自己强烈地想和妻子及自己的第二个新生儿待在家里，他被男性同事嘲笑。"泰勒出生的时候我错过了那么多，就因为我一直在工作。我羡慕邦妮（他妻子）。但是，也许我根本不用。"

社会地位与性别

洛特（Root，2000，2004）和海斯（Hays，2001，2008）都提出了多元文化女性主义身份模型并将其他身份要素整合进性别构念中。随着女性主义疗法越来越致力于整合人类多样性和复杂性，女性主义疗法也越来越依赖于本质多样的身份发展轨迹范式。这些模型与那些由其他女性主义理论家提出的身份模型类似，而区别则在于在掺杂了其他社会因素的情况下，明确关注性别建构过程及影响。这些模型将身份视为一个不断变化的格式塔[1]，在这个格式塔中，社会经验的不同组成部分以不同的数量进行组合，在不断变化的社会及内心需求下，让身份发展凸显其重要地位。比如洛特就证明了在某个种族融合、兄弟姐妹都是混血儿的家庭中，每个兄弟姐妹，甚至那些同性的兄弟姐妹，都可能以自己独特的方式定义种族，而他们定义种族的方式还与年龄、发展阶段，以及一系列社会／环境变量相关。

　　科马斯 - 迪亚兹（Comas-Diaz，2008）最近提出了一个去白人视角的女性主义（即基于拉美女性体验的女性主义）身份模型。该模型明确地将精神领域的体验整合进性别化的体验中。将拉美女性的经验作为她理解身份发展的模板，迪亚兹探索了拉美女性对那些深受文化影响的、高度性别化的精神形象的认同过程，以及该过程是如何为这些女性创造出强有力的自我发展轨迹的。迪亚兹亦从全球女性，尤其是那些居住在发展中国家、肤色黝黑的女性的精神世界中攫取信息与形象，从而阐明受贬抑的性别化的身份是如何通过精神追求及意义创造（伴随着深肤色女性化身为神的意象）最终升华为韧性、个人力量，以及社会影响力的源泉的。科马斯 - 迪亚兹的模型代表了当前女性主义治疗师努力的方向，即以一种全球化的视角探索作为权力或无力感的根源的性别化的身份。该模型也是最早将精神领域明确地描述为性别视角下的赋权

---

[1] 即一种总体大于各部分相加的结构。——译者注

的一个要素的女性主义心理学模型之一。

在这些关于性别和其他社会地位的讨论中暗含了这样一个观点：因为它们（即性别和其他社会地位）是权力或无力感的根源，也因为性别和性别歧视、厌女情结，以及其他形式的偏见和压迫之间不可割裂的联系，所以它们也是痛苦和失调得以发展的原因。女性主义疗法的另一个关键概念是对去权的抵抗以及这种抵抗的表现形式，这种所谓的心理疾病被女性主义疗法重新定义为韧性与力量。

痛苦、失调与抵抗：女性主义诊断

由于性别化体验本质上是畸形的，父权制下几乎每种普遍意义上的身份发展轨迹都可能在生理、心理、社会、精神灵性 - 存在这四个领域中的任一领域滋生出痛苦或失调。痛苦和行为失调是女性主义治疗师用来替代心理疾病的词汇（Ballou & Brown，2002；Brown & Ballou，1992）。正如布朗和巴罗在她们最近出版的关于女性主义概念分析的教科书序言中提到的：

　　……我们认为将不符合主流的想法、价值以及行为称作精神疾病有两个目的：第一，贬低被贴上该标签的人；第二，阻碍我们超越个体去观察那些促使不符合主流的想法、价值以及行为萌发的外部力量、动态及结构（2002，p. xviii）。

女性主义疗法将人们对生病、不幸、功能失调，以及其他为生活增加阻碍的行为的主观体验称作痛苦，而非心理疾病。疾病是父权制下的文化大环境建构出来的具有压迫性和去权功能的规范，它对性别和其他身份都有僵化的规定。因此，正如前文所述，一位女性主义治疗师，即使对《精神障碍诊断与统计手册》及其在信效度和文化敏感度方面的诸多问题了如指掌，也很可能会避免用诊断术语来指导自己对人们的思考（Caplan，1995；Klonoff&Landrine，1997；Kutchins & Kirk，1997）。

虽然在心理治疗领域，个体由于暴露在畸形的情绪、心理、社会以及精神环境中而产生许多问题，进而背负着解决这些问题的责任，女性主义治疗师则担负着向个体传达父权制下环境的力量的责任，旨在告诉来访者，父权制下的权力才是来访者所面临问题的根源。这种将来访者问题的根源外化的过程，被视作为来访者赋权的过程。因为如此一来，责难就从个体身上转向了强大的、无人能控制的社会力量，而陷入痛苦、此前将责难内化为自身缺陷（例如羸弱、无能或其他具有羞辱性的个人特质）的个体，则无须再责怪自己。

痛苦和失调的根源

女性主义模型认为大多数痛苦的根源是被个体内化了的压迫（Brown，1992a）。该模型强调，在压力／体质范式中，心理、社会、精神灵性 - 存在领域的痛苦是根源性的，而生理领域为痛苦提供形式上的基础。这一构念假设，日复一日充满压迫、偏见和刻板影响的体验为人们创造出问题百出的自我图式，而自我图式又被整合到身份的其他方面中，由此一来，压迫者的声音就被误认为自己的声音。人们限制在性别、基因表型、年龄、性取向、残障、社会阶层，或其他被父权文化建构的特征，这种限制又深深地影响了人们对自我的感受和认知。如前文所述，这些心理限制常常在人们学会说话前就存在了，这些感受是那么真实，那么不容易改变（Bern，1993；Kaschak，1992）。

这些性别化的、种族化的和其他环境驱动的身份与个人生理能力及弱点相互作用，由此一来，痛苦就更容易被表现成与那些能力和弱点一致的形态。例如，如果一个拥有易激惹气质类型的人内化了"表达恐惧或伤心就是脆弱的证据"这样充满性别歧视的信息，那么当此人感到，或是过度表达恐惧或伤心时，他很可能会体验到焦虑感。类似地，一个拥有悲观性格或生理上易患抑郁症的人，当他发现自己无法不违反内化了的压迫性社会规范时，就很容易表现出抑郁情绪。

压迫可能是公然的、直接的；这种压迫会导致生理、心理和精神受伤害。后殖民综合征（Duran，Duran，Brave Heart，&

Yellow Horse-Davis，1998）就是这样一个直接、多世代压迫对生理、心理、社会、精神灵性 - 存在产生影响的例子。性侵犯或性虐待，这个被女性主义者认为是父权社会维系从属次序的方法（Dworkin，1981），是另一种直接而高度性别化的侵害。为应对这些侵害而产生的痛苦和行为失调通常很严重，反映了许多类似形式的公然压迫对人的去权。

公然表达偏见或刻板印象在过去几十年社会规范的影响下被高度污名化，因此在美国文化下遭受到公然压迫的人数绝对值减少了（Bobo，2001；Nail，Harton，& Decker，2003）。然而结果就是，如今所遭遇的偏见更可能以多次微冒犯、较为隐晦的创伤（Root，1992）、人际背叛（Freyd，1996），或其他在缺少社会特权的情况下触发人的无力感的形式出现。即使存在一种强烈的生理上的痛苦和失调，女性主义疗法理论力辩——且最近的实证研究证实了这一观点（Gold & Elhai，2008），即无论是遭遇公然的还是暗地里的压迫、去权，以及侵害（后者更容易在如今贬低某些角色和身份的社会环境中出现），人们最终都可能在生理的影响下罹患思觉失调、抑郁症或焦虑症。

女性主义实践中的正式测量

女性主义实践中的正式心理测量很少出现，原因在于其内在假设，即心理测量工具能够测量什么是正常的、什么是病态的。除此以外，很少有测量工具在建设常模和设定临床决断分数时考虑性别、文化、社会阶层以及其他社会地位的影响。女性主义法庭实践作为女性主义疗法的一个分支，主要在两种情形下探索了怎样使用心理测量工具才有可能为受试者赋权：一种是帮助遭遇家暴而后杀死加害者的女性呈上一份自卫辩护（Dutton，1992；Rosewater，1985a，1985b；Swanson，2007；Walker，1985）；另一种是在民事诉讼中帮助受歧视的人明确声明由歧视导致的损害（Brown，1999；Fitzgerald， Swann， & Magley，1997）。 女性主义神经心理学家玛莎·班克斯（Martha Banks）和罗莎莉·阿卡曼（Rosalie Ackerman）开发了两套以女性主义为纲的神经心理评估量表：创伤后脑损伤访谈及调查表（Banks & Ackerman，1997），以及阿卡曼-班克斯神经心理康复量表（Ackerman–Banks Neuropsychological Rehabilitation Battery，Ackerman & Banks，2007），旨在准确地测量在家庭暴力环境下受伤的人，同时强调脑损伤者的优势及能力，而非只关注缺陷。在法庭上，如果来自这两种测评工具的测量结果被父权制下的法律系统认定为权威材料，那么这就是一种呈现失权个体的经验的方式。这种方式将人们的痛苦和行为视为合理的、非病态的，无论她们是杀了她们的加害者，还是在受到性骚扰的情况下仍旧去上班。女性主义法庭心理学家在这种父权背景下已经成功地利用了父权制工具[1]有时还能帮助制定新的判例法。

不过，使用正式的心理测量工具来测量痛苦的本质和强度在女性主义心理治疗实践中少之又少，即使用了，也要避免使用任

---

［1］即心理测量工具。——译者注

何电脑生成的解释，因为电脑生成的解释在很大程度上不会将大的社会环境纳入考虑之中（Brown，1999）。即便当一位女性主义治疗师将心理测量融入了她的实践中，她在进行测量时会特别注意测评的局限性和风险，同时邀请受试者参与分析和解释测评结果及其意义的过程中。前文所述的雅顿的故事，就是一名女性主义疗法取向的测量者得以将女性主义分析和评价融入诊断过程中的例子，据此，来访者也得以增强权能，而不是默默地遵守主流心理健康文化规范与期望。

女性主义视角下的痛苦

女性主义疗法认为许多在日常生活中被接受的现实都是痛苦的催化剂。例如，在受压迫的群体（例如女同性恋、男同性恋、双性恋、美国印第安人）中，抑郁症和酗酒的发生率更高。而这些人要么从小生活在公然的恐同的社会中，要么400多年来一直遭受着大屠杀的威胁。女性患抑郁症的概率是男性的两倍，而贫困人群或从事蓝领工作的人被认为比那些在工作场所有更多控制权的人更容易罹患身心疾病。女性主义治疗师利用这些数据指出父权社会的畸形影响及其固有的充满歧视的等级划分（Ballou & Brown，2002；Brown & Ballou，1992）。女性主义治疗师不会追究"到底是女性身上的哪些特质导致了抑郁症的高发"，而是会探究，"到底是父权制下女性生活中的什么情况导致了抑郁症成为个人应对更大的社会问题的普遍反应？"当与经历抑郁的人工作时，女性主义治疗师将会传递给来访者这样一种观念，即虽然这些感受是痛苦的且常常让人虚弱无力，但也许这正是在传达社会现实需要改变和挑战的信息。有时候当从前麻痹自己痛苦的人变得更加有活力、更警觉，且对他所生活的世界的不公平更敏感时，女性主义治疗反而会引发他们更多的痛苦（Brown，1986；Jack & Ali，2008）。

几位女性主义理论家为深入理解日常生活是痛苦和障碍的根源这一观点，进一步论述了一些构念。这几位理论家包括玛丽亚·P. P. 洛特（Maria P. P. Root, 1992）以及詹妮弗·J. 弗雷德 (Jennifer J. Freyd, 1996)。我将在接下来的讨论中深入剖析她们二人论述的构念。其他众多关于痛苦这一构念的女性主义理论可以在杰克（Jack，1991）、卡斯查克（Kaschak，1992）、基辛格和帕金斯（Kitzinger & Perkins，1993），以及里维拉（Rivera，1996）等人的作品中找到。巴罗和布朗（Ballou & Brown，2002；Brown & Ballou，1992）也都写过对特定诊断分类的综述和批判。

微冒犯及隐创伤

隐创伤（Root，1992）也被称作"微冒犯"（Sue，2003），这是一个从多元文化女性主义理论及其他多元文化思想者的工作中产生的构念。作为受压迫或被歧视群体的一员，许多被贬低或被去权的个体的日常生活充满了危险的信号。由于父权制下的规范和价值观与个体身份的诸多方面有着紧密的联系，他们的生活缺乏安全感。这些信号可能在稀松平常间产生。某一群体的一位成员可能会成为公众的笑柄，或者媒体可能会不懈地以刻板印象来刻画某个人的归属群体（或与某个人有着紧密情感联结的群体）。很多隐创伤都会带来伤痛。2007年年初就发生了这样一起广为人知的、充斥着性别歧视和种族歧视的言论攻击事件。广播脱口秀主持人唐·伊姆斯恶意诋毁了一群天赋异禀的年轻女运动员，就因为她们是女性，是非裔美国人。施加压迫性的隐创伤并不一定表现得那么大张旗鼓；性别、基因表型、社会阶级、性取向等方面权利的丧失；或是没有被当下的父权制认可的特质，无法打理好日常生活，都意味遭遇粗鄙和无形的轻度侮辱的风险增高。正如富兰克林（Franklin，2002）在他关于非裔美国男性的讨论中写的那样，当伤害无形无处不在时，它就很危险了。

隐创伤以及微冒犯代表了日常生活中隐匿于偏见之下的暴力威胁信号。它们在一个人生活中的存在甚至不会被感受到，因为它们构成了父权文化下的"正常"。每天，种族歧视、性别歧视、同性恋歧视、阶级歧视、体能歧视，以及其他一切歧视（Essed，1991），都在制造一个相对较小但恒定的心理能量消耗，将人的意识胁迫到生存极限，永远提醒着你，在某些地方，某个人正在让你和与你相类似的人感受到你们在这个星球上是不受欢迎的。这样的心理能量消耗大多发生在意识之外，让人无能为力。也正因为它存在于意识之外，所以它很难被一个人注意到，从而常常被认为是由慢性不适或乏力引起的。

厌恶偏见（Dovidio et al., 2002）也代表了一种隐创伤。它制造出一些情景，在这些情景下，有权势的人传递给社会等级较低的人矛盾又混乱的关系信息。当等级较低的人试图理解这些信息时，就像在与鬼魂打拳击一般摸不着头脑。如此耗费心理能量而无法用其来实现个人目标，这使得被针对的个体感到无力、困惑，有时还因为问题百出的人际关系责怪自己。

微冒犯和隐创伤也可能会直接造成威胁并迅速催生痛苦。举例来说，在反同政治语境中，隐创伤就发生在女同性恋、男同性恋、双性恋、跨性别者（LGBT），以及他们的异性恋同盟身上，因为反同者试图推翻针对 LGBT 群体的法律保护条例，也拒不承认 LGBT 及其同盟为获取法律保护而做出的努力。在这样的话语中，媒体和教义常常将 LGBT 人士描述为不值得保护的、罪恶的、肮脏的，或是变态的，使得整个社会环境变得畸形不堪。这不是由单一——次明目张胆的危机造成的，而是由无数次微冒犯堆积而成的。格伦达·罗素（Glenda Russell，2004a，2004b），以及她和理查兹（Russell & Richards，2003）在文章中记叙了这种公共话语带来的负面的情绪影响，尤其是在美国某些州，州法律禁止同性婚姻，还撤销了保护 LGBT 人士免受就业及住房歧视的条令。这样的公共话语虽然并不是在号召彻底的暴力行径，却一直提醒着人们：LGBT 群体并不被视为人，而暴力就发生在这样的借口之下。因为 LGBT 群体的生活被西方父权文化认为是对性别化行为规范的违反，所以这种隐创伤亦将这种不安全且可能招致痛苦的信息传递给了任何以非主流性别方式生活的人。

当我们的同盟成了被公然伤害的目标时，也就是隐创伤发生在我们身上之时。就在我写这本书的时候，我的一位非裔美国女同事成了一场全国性的种族仇恨犯罪的受害者（O'Connor, 2007）。当我第一次听闻这次犯罪事件时，我并不知道受害者是我的同事，我只是为这种行为的发生感到愤怒。当我知道受害者正是我所熟知、重视、认同的人时，我的内心生出恐惧。正如这位女性主义歌手-作曲家霍莉·尼尔（Holly Near, 1974）所唱的那样："在我们经历它之前，可能是我，也很可能是我的姐妹们或兄弟们，这次却是你。"[1] 即使我们对其没有投入太多意识，隐创伤仍旧是我们所付出的心理成本。

洛特（Root, 1992）认为，当一个人长期经历隐创伤，他的心灵会逐渐遭受难以察觉的侵蚀。用一个我认为很有用的比喻，就是滴酸蚀石。每一滴酸本身并不会造成什么损伤，还可能将石头蚀刻得更美。因此，从某种程度上来说，日复一日的微冒犯很可能会培养出韧性，由此作为应对策略。然而，每一滴酸又都造成了足够大的损害使得下一滴酸对人们内心的完整造成更大的损害。有时候，某种难以觉察的微冒犯就像被稀释了的酸一样，比如，这只是一个玩笑、一个愚蠢的广告、一次笨拙的交往。在其他时候，微冒犯带来的刺痛更加明显，比如一个熟人对你说："你一点儿

[1]　来自霍莉·尼尔（H. Near, 1974）的"本来可能是我"。版权归 Hereford 音乐（ASCAP）所有。——译者注

都不像那些懒得要命的（某群体）。"一开始，由微冒犯带来的无形的情绪脆弱感并不足以撼动牢固而具有支持性的生理、心理、社会、精神灵性 - 存在模型，但随着时间的推移，它却逐渐发展成一条裂缝。

即使表面上压力看起来很小，只要它可被识别，可被感知，在某个时间点，一直承受隐创伤的人很可能就会身心崩溃，出现明显的痛苦症状了。洛特还认为痛苦的症状就是日积月累的微冒犯带来的结果，而这也是隐创伤的本质。每一次微冒犯都只带来轻微的痛苦，但将这些几乎以指数级增长的微冒犯加起来，有时甚至会给个体带来现象级的创伤体验，使个体产生明显的症状。洛特的模型为女性主义治疗师提供了一种策略，用以理解建立在个人特质（特指在父权制中被贬低的特质）上持续的失权体验是如何导致痛苦的，而反过来，为了应对痛苦而进行的自我调节或控制又招来了功能失调。

人际背叛也是一种失 / 去权

詹妮弗·J.弗雷德 (Jennifer J. Freyd，1996) 提出了一个概念——背叛创伤。她用这个概念来理解对童年期遭受的虐待产生延迟回忆的现象。由于虐待很少危及生命，弗雷德将这种经历概念化为创伤经历。人际创伤是另一种在父权系统中经常发生的失权体验。在这个系统中，社会等级成为社会规范，不同等级的成员被赋予照顾并关心比自己权势低的人的责任。虽然弗雷德的模型脱胎于一项关于儿童被照管者虐待的研究，它也适用于阐明许多其他关系中的背叛的力量，在这些关系中各方之间往往存在严重的权力不平衡。由于美国主流文化下的儿童常常被假定拥有未来会被性别化的特质，即使双方（即儿童和照管者）生理性别相同或者都为男性，性别和厌女症亦成了这种权力不平等关系中背叛的隐藏条件。

　　背叛创伤提供了一种认知科学模型，用以解释人际和心理社会动态是如何使被背叛的体验，尤其是被自己依赖的人背叛的体验变得具有去权力量，从而激发创伤和痛苦情绪的。弗雷德认为，人类和其他高度社会化的灵长类动物一样，对可能出现的人际背叛极度敏感，也因此而知晓应该选择和怎样的人深交。然而，儿童在与谁深交方面是没有选择的；因为人类的儿童高度依赖他们的成人照管者以获取安全感和养育资源。由于成年人控制着儿童的生活资源，在家庭中被虐待的儿童因为必须要应对自己遭受的背叛，而被置于一个不堪忍受的位置，这让她们产生脱离和逃跑的冲动，同时她们对照管者的依赖又催生了依恋和亲密感。

　　弗雷德还认为，这种不堪忍受的情形使得被虐待的儿童将自己对虐待的认知存储到了单独神经网络中而不受意识监控，直到这些儿童要么不用再依赖虐待他们的父母，要么受到当前人际或生存环境中信号的刺激（例如，一个曾经被虐待的孩子，现在已经是大人了，他有一个孩子正值他当年开始被自己的父母虐待的年纪），这些信息才被读取并进入意识之内。弗雷德和同事（Freyd，DePrince，& Zurbriggen，2001）的研究发现，对表现出延迟（回忆）

"症状"的个体来说，相比那些从未忘却受虐经历的个体，对童年创伤有入侵式记忆闪回的个体更可能曾经遭受过来自亲密家人的伤害。

背叛创伤模型认为只有在人能够知晓并理解自己所受背叛的程度时，背叛创伤才能对其造成情感上的伤害。背叛创伤模型解释了为什么有些令人困惑、不快但并不会造成恐慌的经历，也可以让人觉得生命受到威胁，从而产生痛苦。如果人们合情合理地假设某个有权势的他者在乎自己的利益和福祉，当背叛发生在这样的环境中，则会击碎性别化行为规则的基本假设。例如，成为一个传统意义上男性气质很强的男性就能够保护自己免遭性侵，因为性侵这种犯罪默认其受害者具有女性气质。养育关系并不是背叛创伤发生的必要条件，背叛创伤无时无刻不在发生，只要权力在被父权制认定安全的地方遭到滥用，且性别和其他文化规范被位低言轻的人遵守，背叛创伤就有可能发生。对女性主义实践者来说，了解痛苦的根源非常重要，因为在许多人际关系中，性别都是一个极为重要的因素，尤其是在更容易发生背叛的养育关系和有亲密情感联结的关系中。

那么多研究痛苦根源的女性主义模型都用到了创伤这个词是有原因的。从根本上来说，父权本身就具有创伤性；贬低某些生命，就给这些生命带来了莫大的受伤害的风险。尽管女性主义治疗师明白背叛创伤及隐创伤与强奸、战争和酷刑创伤在很多方面存在差异，女性主义疗法还是将那些公然施加在人身上的创伤纳入更大的社会构架中来考量，也正是这些社会构架制造了这些公然的创伤。压迫可以是带有创伤性的，虽然这种创伤达不到诊断标准 A（指 DSM 中创伤后应激障碍的第一条诊断标准[1]）的程度，但是通过给它命名，女性主义疗法强调，充满了压迫的文化和规范对很多人的痛苦和失调来说扮演了一个强有力的角色。布朗和弗雷德（Brown & Freyd， 2008）提出，因感知到自己所受的背叛和压迫而体验到的伤害，不亚于"诊断标准 A"中提到的那些创伤带来的伤害。

"症状"即抵抗

　　女性主义疗法认为痛苦和功能失调的具体症状既是对压迫体验的抵抗，也是解决无力感的尝试，这些尝试可能包括了生理、心理、社会、文化以及精神等方面任何可用的手段（Brown，1994）。女性主义疗法还认为，所有人都会试图解决她们生存过程中的问题，但是并不是所有的解决策略都有效，有些策略是建立在特权及特权所带来的资源的基础上的。一个策略的有效性将反映出一些变量，比如一个人是在什么**年龄**和什么**发展阶段**创造出这些策略的，通常在幼年时期创造出来的策略会导致比较严重的后果；又比如，是个体自主创造的策略还是有人帮忙或带领，

---

[1] 第一条诊断标准内容如下：个体接触死亡，死亡威胁，重伤或重伤威胁，性暴力或性暴力威胁。其中"接触"指：1. 亲历；2. 目睹； 3. 间接听闻（例如，亲属或好友遭遇创伤事件，如果该事件关涉死亡或死亡威胁，则必须是基于暴力或意外的事件）；4. 在职业生涯（例如，现场急救人员、尸体搜救人员、儿童虐待领域的专业人员）中反复听闻事件细节。这不包括在非职业情形下通过视频、图片、声音接触到暴力事件的情况。——译者注

个体自主的努力往往会给自己招致更多的困难；再比如，某一策略是个体身处的环境和文化中常见的还是非主流的，通常文化认可的策略会带来短期的较好结果；最后，一个人拥有多少社会特权来帮助他运用这些策略而又不至于产生严重的后果也是其中一个变量（Brown，1994）。而一个人的抵抗策略也可能被其身处的文化判定为符合社会期望，于是并不会立即造成痛苦或被视作功能失调。

例如，一个自5岁起就持续4年被继父性虐待的孩子也许会将拼命学习作为自己的解离策略来转移自己的注意力，因为事件的掌控权在她的加害者手中，而她又必须和这个加害者生活在一起并维持一段关系。她在学校拼命学习，参与课外活动。这些策略在她成长过程中帮助她应对危机，也让她每天得以脱离继父的掌控十几个小时，并在这段时间和更多善良的大人相处。如果这个孩子享有教育特权，得到很好的发展，且优秀的学业成绩为环境所奖励，那么这种特权就会进一步强化她对这种解离策略的使用。也许在其他人眼里，拼命学习或工作正是有条有理、敬业奉献的表现，那么她在学校或在工作场所就容易受到表彰。

然而，拼命学习或工作干扰了亲密关系的建立。对孩子来说，这种策略是有效的——帮助她远离家庭获取安全感，直到她的继父离开这个家。但同样是这个人，她成年之后成了一个工作狂，她的伴侣对她长期无法花时间营造亲密感感到不满。这时，她也许会因为深感痛苦而寻求心理治疗，而她的解离策略已经成了一个问题百出的"症状"，这里，把这称作症状绝不是为了暗示这是一种有缺陷的解离策略。而且，因为情绪和性关系里的亲密很可能会唤起童年受虐待的记忆，这种曾经光荣地增强了生活安全感、如今又干扰了亲密感和性行为的解离策略，就此带来了双面保护，成了一种高效的解离形式。

　　女性主义疗法承认，许多人的痛苦体验有着很强的生理基础。但是，女性主义疗法也认为，文化对痛苦的接收和认定方式和元痛苦（即个体和他周围的环境对症状的定义）[1]对痛苦和功能失调的影响至少和生理现象的影响是同一等级的。例如，许多形式的思觉失调在今天被认为在很大程度上是由未知的生理因素引起的。但是，女性主义评论家写过，今天一位声称自己与天使长米迦勒[2]对话，得到天使指示离开家，并要求和州长直接对话的女性（她很可能被送进医院，被迫服下抗精神病药物，而这些药会让她增重，患上Ⅱ型糖尿病，让她无法思考，昏昏欲睡），她得到的回应和13世纪的法国一位名叫珍妮、有着同样经历的女性得到的回应是不一样的。而我们知道，这第二位女性就是圣女贞德。如果我们仔细读读这些关于先知和圣徒的书就知道，大多数抑或是全部内容在今天都会被视为某种思觉失调或是妄想思维。而在那个年代的文化中，这些圣洁而拥有远见卓识的女人和男人们都是备受重视的，并不会被诊断为思觉失调，被关起来，或是被迫服药。

---

[1]　比个人化的痛苦更上一层的、集体性的痛苦。——译者注
[2]　《圣经》中被提及数次的天使。——译者注

同样地，不同文化系统对痛苦的理解，将为人们建构出多种讲述她们痛苦的方式。女性主义疗法认为，这样带来的结果就是，即使痛苦的根源主要来自生理因素，它们的意义仍旧是社会环境因素给予的，而这又反过来影响了个体体验到的元痛苦（比如，当你听到天使、圣母或哈希姆[1]对你说话，你是开心还是难过），以及个体周围的文化环境对她或他的体验及元痛苦的回应方式。这种元痛苦也正是抵抗显现之处，它不仅反映着来访者对压迫和失权的体验，还反映着来访者的韧性和个人力量。同时，文化环境的回应也将影响个体对自己经验的理解，这又再次影响元痛苦。

以这样的范式理解痛苦带来的一个结果是，在女性主义疗法中，诊断式的思考并不聚焦在给出一个DSM中的诊断标签上。实际上，女性主义疗法与人本主义和叙事疗法模型一样，除非必要（例如为了让来访者获取治疗资源），都避免使用DSM。即使用了，也是在和来访者商讨使用诊断标签的必要性的情况下施行的。正如布朗（Brown, 2000）写的那样，"长期以来，女性主义心理学对是否将心理上的痛苦建构为一种疾病或病态深感矛盾"（p.287）。这种矛盾在从业的女性主义治疗师必须决定是否以及怎样利用正式的诊断标签时最凸显；女性主义治疗师已经讨论过，如何才能使用正式的诊断标准而又不在无意识间参与将痛苦具体化成一种疾病（而这是医学模型固有的一环）的过程（Ballou & Brown, 2002; Brown, 2000）。

---

[1] 犹太教中用来指代上帝的称谓。——译者注

　　女性主义治疗师真正实践的，是对来访者各种抵抗策略的测评和"诊断"。治疗师以直接或微妙的方式询问，来访者面对人生波折或胜利是怎样表现的，重点关注之前提到过的哪些因素使个体选择某个抵抗策略。由于父权规范对"恰当"和"不当"的情绪表达亦制定了标准，文化对表达痛苦和障碍的影响也加入了这个探索过程中。受到焦点解决模型的启发，女性主义治疗师会邀请他们的来访者以看待问题解决方案的方式来评估自己的症状。这些解决方案很可能早已失效，或者很可能在创造这些解决方案的过程中，来访者一直没有足够的信息和资源。这样的讨论让处于治疗中的来访者感到自己是努力为自己创造安全感和幸福的人。这也是在治疗师和来访者之间创造平等且具有赋权效用的关系的要素。

　　举例来说，一位来访者很可能受到脑中突然出现的怪图像的困扰，而其他人根本看不见，又或者她能听到一个叫她伤害自己的声音。来访者对治疗师表达了自己不想受到这些声音和图像的惊吓或控制的愿望，同时由于她过去服药时体验过强烈的副作用，不想吃药了。一位女性主义治疗师可能会邀请来访者与这方面的自我建立一段强有力的关系，同时为了确保她的安全，教授她一些以正念为基础的技巧，例如接纳承诺疗法（Hayes，Strosahl，& Wilson，2003）。接纳承诺疗法不同于药物，它并不能让声音消失，但是能够改变个体与这些声音的关系。如此一来，个体在对待这些声音时就能有更多的选择以及更少的恐惧感。接纳承诺疗法包括相当数量的由治疗师给出的指示和练习，有时候非常直接，可能表面上看起来并不是那么平等和赋权。但正如布朗（Brown，2002）在讨论另一种相当直接的技巧——眼动脱敏再处理疗法（Shapiro，2002）时说的那样，只要满足了支持女性主义实践这个条件——树立女性主义意识，发展平等关系，为来访者赋权——这种疗法就可以是女性主义式的。因此，如果来访者确实因她脑中的声音而体验到失权，接纳承诺疗法就可以被用作一种女性主义赋权策略，因为它提供了一种强有力的手段来增加来访者的选择。于是问题就从声音或图像，或是来访者的恐惧，变成了来访者从文化中习得的元恐惧，这种元恐惧正是关于声音和图像，以及变得"疯狂"所带来的影响的恐惧。不过话说回来，如果治疗师违背来访者的意愿，硬要使用接纳承诺疗法来治疗声音和图像，那么平等关系就被破坏了，治疗也不再是女性主义式的了。

女性主义治疗师也要关注更大的社会环境，因为它不仅对来访者带到治疗中的痛苦以及对痛苦的表达方式造成影响，也对治疗过程本身造成影响。女性主义治疗师邀请来访者关注外部环境以及它作为源头传递错误信息的方式，这些错误信息正是关于来访者自己、他们的价值观以及个人能力的错误信息。治疗师要求自己和来访者仔细审查文化教给他们的、将内心体验编码并在这个世界中表达的方式。当所有情绪的表达都被性别和文化规范牢牢限制住时，他们是怎样学会表达悲伤、恐惧和愤怒的？治疗师还会邀请来访者与自己一起关注那不断变化的外部世界是怎样影响我们的内心世界和人际关系的，改变对一段体验的定性，它就可能以更快乐或更悲痛的方式变得更有意义。

多重身份即标准

女性主义疗法的最后一个重要概念是多重身份模型。任何有关身份的女性主义认识论都将考虑两个因素：第一就是存在于每个人生活中的多种社会地位，以及相应的特权和失权的结合；第二就是这些经验相互作用的各种各样的方式。这里并不只存在一种身份发展轨迹，而是有多种发展轨迹。这些发展轨迹可能功能良好，也可能导致痛苦和失调。这里讨论的模型展示了女性主义疗法是如何理解人的多重身份的。

海斯的 ADRESSING 模型

帕米拉·海斯（Pamela Hays，2001，2008）建构了一种以女性主义为基础的认识论模型，用以理解社会地位在多重身份发展进程中的影响。每一个身份都创造出一种社会地位，而发生在心理、社会、政治及历史环境中的经历又影响了身份。海斯利用一个首字母缩写词——ADRESSING——作为她的认识论系统的助记符；它代表了年龄（age）、残疾（后天及／或先天）（disability）、宗教信仰（religion）、种族（ethnicity）、社会阶级（social class）、性取向（sexual orientation）、本土文化（indigenous heritage）、国

籍（national origin），以及性别 / 生理性别（gender/sex）。在当
前主流父权文化中分析特权和劣势，能够帮助思考其他女性主义
治疗师也许会考虑到的社会地位，包括有（或无）伴侣，是（或
不是）家长、个人魅力、身材大小和形态、身体健康状况（不同
于残疾）、基因表型，以及被殖民的经历。

　　海斯认为了解个体身份发展的环境以及文化和社会的发展历
史（不只是来访者个体的历史）非常重要。这是理解权力和特权
动力的重要方式，而权力和动力又影响了个体成长的家庭环境。
洛特（Root，2004）提出了一个具体的女性主义多元文化身份发
展模型，其中提到 ADRESSING 模型中的社会地位交织在一起孕
育了身份。

洛特的多重身份模型

　　洛特的模型建立在她和拥有混合表型（例如"多种族混血"
或"双种族混血"）的人的工作上。这些拥有混合表型的人在外
表方面因父母不同的基因表型而被定义为拥有多重身份，因此，
这些人所经历的压迫和解放也包括多重身份的经历。她论述道，
为了避免病态化拥有多重身份的人的惯常经历，发展范式必须考
虑到族群内的偏见和压迫。她接着说道，任何相关的模型必须将
这种多重身份经历视为积极正面的。这样的观点惊人地偏离了父
权制下的构念，即重视拥有单一身份。洛特继续说道，身份无法
脱离环境来理解，这里的环境也包括了社会和政治环境中的变化，
以及影响个体对身份和社会地位的理解的参照群体。洛特的模型

坚持用生理、心理、社会、精神灵性 - 存在模型来理解身份，因为身份本身就是一个情境化的构念。与此同时，它也在不断地演化之中，并没有一个指定的终点；一个灵活、稳定而又不死板固着的身份是良好功能的象征。

根据洛特的研究，她在多重社会地位情境下提出了五种不同的身份发展轨迹。每一种都有自己的弱点，又都有自己的优势。她强调，这既是一个多重发展轨迹范式，也是一个多重身份范式。在第一种发展轨迹中，去权的影响很明显，个体的抵抗策略很难被察觉到。洛特将此界定为"接受社会指定的身份"轨迹。这是一种较为消极的策略，个体几乎没有任何权力来定义自己，只能内化文化认可的规范和原则。在这种身份发展轨迹中，个体的抵抗策略大概就是服从他人，隐匿自己，这在危机四伏的环境中是很有效的。这种环境包括个体没有足够多的或准确的信息来指导自己做选择，或者个体被牢牢限制而无法更加活跃地投入自我发展中。

第二种发展轨迹则是个体认为她或他是在经过思考之后选择接受社会指定的身份。虽然这种策略带来的可观测到的结果和第一种类似，个体在这个过程中是体验到了自主权的。然而，当选择的身份的限制在意想不到的环境中出现或为己所知，这种策略将会带来很多问题。由于个体在意识层面体验到了自主和选择权，只有当个体遇到这些限制时，深植于这种策略中的去权才会显现。

洛特将第三种发展轨迹描述为"积极地归属多个社会群组"

轨迹。在这种策略下，身份这个概念对一个人来说是易变的。每种社会地位都是单一的，却又受到其他社会地位的影响。根据个人所处环境的不同，每种社会地位的重要性还会改变。这种策略很可能会激起那些想要这个人选择一种且仅一种重要身份的人的反对，因此这种策略也需要这个人奋起抵抗。

在洛特提出的第四种发展轨迹中，个体为自己定义了一个新的身份，这个新的身份是他所有社会地位的综合体，它们杂糅在一起公然挑衅那些由社会指定的类别。个体在这个策略中明显得以赋权并拥有选择权，他抵抗文化规范，拒绝将自我视为流水线上产生的人，相反地，他创造出了一个有层次的、混合而又统一的自我，这种自我大于各部分的相加。这种策略之下的个体拒绝被类型化，而他自我的各个方面在所有环境中都很重要且清晰可见。跟第三种发展轨迹一样，这种身份发展轨迹很可能会激起社会的反对。这种策略似乎常见于 30 岁以下、归属于多个被边缘化的群组的个体中，他们将自己多重被边缘化的身份整合进一种新的形态中，并为它的独特性而欢喜。

在洛特模型的最后一种策略中，个体认为自己的身份并非脱胎于明显的社会地位或可见的个人特质，相反地，他们欣然接受一种表里一致的身份。洛特将之称为"象征性身份"（Root，2004）。这种策略看起来很复杂，因为它往往和边缘化群组成员过去所用的生存策略或同化[1]策略类似，但在这种策略中，个体

---

[1]　即一种改变自我，适应社会的策略。——译者注

虽然并不否认他的生理特征（例如基因表型或生理性别），却也不允许生理现实凌驾于自己感受到的、现象学上的身份。

对女性主义治疗师来说，理解一个人将会利用一种或几种上述策略来定义自我亦能帮助理解有关特权、权力、压迫和去权的体验。正如洛特（Susan Armstrong，2007）所写的那样，根据具体社会环境，两个显现出完全相同的社会地位标志的人将会走向完全不同的身份轨迹。有时候，这种表现可能非常细微，就像洛特（Root，1998）在她双种族混血同胞研究中发现的那样，同一个家庭出来的两个孩子很少会运用同样的身份发展策略，这证明了几种身份轨迹间存在的巨大差异。所有轨迹都可能功能良好，且每一种都同样有可能成为赋权和特权或是去权和痛苦的源头。

总　结

考虑到所有这些构成女性主义疗法理论框架的因素，一位心理治疗师理应承担为来访者赋权的责任。虽然具体实现方式略有不同，但在下章将要讨论的案例中，女性主义治疗师的角色都是在揭露去权的根源，包括那些表面上看起来像社会特权的类型。治疗师还邀请来访者同他一起探讨替代方案，从而让来访者在生理、心理、社会、精神灵性 - 存在这四个方面的力量都得到增强。

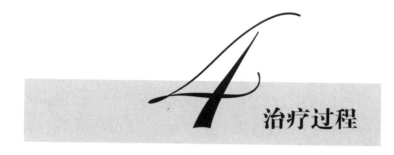

治疗过程

CHAPTER FOUR

女性主义疗法以生理、心理、社会、精神灵性 - 存在模型看待人类的眼光还延伸到了发展女性主义心理治疗策略这一方面。只要作为最终目标的赋权，平等主义和权力、性别、社会地位分析都能够被整合进治疗过程，女性主义治疗师将对来访者使用非常宽泛而多样的改变策略。女性主义疗法提供了一个变化自如的综合实践模型，使得该模型能够用于身陷不同环境的不同个体身上，无论是在难民营还是在泰缅边境（Norsworthy，2007），无论是在华盛顿州的监狱（Cole，Sarlund-Heinrich，& Brown，2007）还是在主流文化下人们接受心理治疗的私人诊所（Brooks，1998）。

女性主义疗法，以及对平等关系模型的入门，由签署知情同意这个过程开始，而我此前将这个过程称为"赋了权的知情同意书"（Brown，1994）。我会给来访者提供 5 页单倍行距的文件，里面写明了女性主义实践基础框架的概要，强调了治疗本质在于关系，还告知了来访者的权利和治疗师的责任。我让他们带回家并仔细核查。这份文件，以及其他那些女性主义治疗师为来访者写的知情同意书，是一份初始邀请信，邀请来访者加入对女性主义治疗实践本质的讨论。来访者在治疗中的自主权，以及他决定治疗目标和方向的权利，既是在治疗各阶段发展平等关系的起点，亦是强有力的催化剂。

接下来，我们将根据权力在四个领域中的表现来讨论实现女性主义赋权目标的策略。虽然在实践中没有什么心理治疗是单纯地只关涉生理、心理、社会、精神灵性 - 存在领域的，但是我们每次的交流会在这几个领域中选取一个特定的焦点与核心。

生理干预

女性主义疗法很重视生理干预，这是已经整合进治疗中的一个要素。一位女性主义治疗师会考虑一个来访者在生理领域遭遇了哪些失权，并注意到失权实际上可能反映了来访者为求生存和安全而采用的抵抗策略。女性主义治疗师在此时通过重新建构个体所使用的策略——这些生存方式是存在于这个躯体里的来访者能够采用的最好的策略，这些策略使得他能够以与自己身份一致的方式生活——来实践赋权。这是邀请来访者考虑并探索能以什么方式改变的第一步，而改变将在来访者的生理方面以一种赋权的方式发生。

阿丽莎，是一位 35 岁左右的欧裔美国异性恋女性。童年时，她意外从操场的滑梯上跌下而摔成跛足。她因此遭到了来自同龄人的霸凌。她的家人没有任何健康保险，在她接受了接骨手术后无法为她支付复健的费用。阿丽莎因此体验到了两件事：第一，那次意外带来了巨大的负面影响，类似于"从那天起我的生活再也不会好了"；第二，她为她躯体移动的样子而感到羞耻。这两种重要的体验带来的最终结果是，她已经不怎么活动了。她因抑郁情绪和缺乏写作硕士论文的动机而来到了治疗中心。在探索过程中治疗师了解到，她的阶层背景和她作为家里第一个上大学的人，这两个因素带

给她很多恐惧，她惧怕自己不够格当一个专业人士，同时又感到来
上大学是对家人的不忠。她的治疗师建议她通过运动来改善情绪。

治疗师和来访者自己随后都为阿丽莎激烈的回应感到惊讶。"我
不要锻炼，我没有身体了。"她告诉卡特琳娜——她的治疗师。卡
特琳娜邀请阿丽莎思考，"没有身体"是怎样成为她身份的一部分
的。她们又一起探索了这个身份标记的重要性——有两种功能带给
了阿丽莎短暂的赋权感。从她的身体解离出去减少了她对那次跌倒
的侵入性回忆，让她对因失去此前所拥有的活跃的身体而感到的悲
伤保持距离。这样一来，她也可以在别人面前尽可能变得无形，而
她的跛足也就不那么容易被看见。这些对阿丽莎来说都是重要的求
得安全的策略。她告诉卡特琳娜，目前，她只能靠吃药改善情绪，
因为她还没准备好停止这些策略，"我也不确定我是否会有准备好
的那一天。"

卡特琳娜向阿丽莎确认，她可以成为掌控治疗过程的那个人；
她们继续探索其他能让阿丽莎实现她的目标的策略。六个月后，阿
丽莎告诉卡特琳娜，她准备好谈论那次意外了，因为现在她明白那
次意外和她在论文写作上遇到的困难息息相关。"身体僵住是一件
我知道怎么做的事，也是我能做到的最好的事。我不想被我家人视
作一个目中无人、接受过度教育的人，也不想被教授视为一个来自
工薪阶层的孩子，虽然我确实是。我不想被视为残障人，不想其他
孩子看见我的跛脚。所以我的身体就僵住了。也许现在是时候让别
人看见了，或者开始解僵，或者什么也不做。但是我们可以对此展

开讨论。"

　　女性主义治疗师为了在与来访者的工作中增强来访者在生理/躯体领域的权力，将会整合一系列的策略。他们也许会邀请来访者考虑学习增强身体灵活性的技巧；培养更高的耐力；发掘一种充满爱意的进食方式；考虑练习太极或瑜伽；接受针对身体的治疗，例如按摩推拿、费登奎斯法[1]（Feldenkrais），或哈乐手疗（Hellerwork）[2]；探索药物的效用。女性主义治疗师并不会特别青睐上述某一种亲近身体的方式；只要是来访者认为有益于生理赋权的，来访者和治疗师就会一起探索。

女性主义精神药理学（Jensvold，Halbreich，& Hamilton，1996）研究了激素在两性中的差异及其对药物的影响，虽然通常开药的人在这方面所知甚少，但是如果希望以一种非压迫的、能起到赋权效用的方式来开药，这些都是需要考虑进去的。虽然许多现代的精神药物对一些人来说是有效的躯体干预手段，但也有产生副作用的风险。这些副作用包括性欲降低、增重和患糖尿病风险增高，对怀孕的妇女来说，这些药对子宫内胎儿的影响也是未知的。女性主义精神药理学支持来访者在面对上述或其他生理干预手段时，行使自己的判断和自主权，而不是将吃药作为默认的选择。

　　克里斯蒂娜在生完第一个孩子之后严重抑郁。她当时正

[1]　一种建立在觉察和学习基础上促进身心恢复与发展的训练方法。——译者注
[2]　一种强调身心合一、关注人的心理及情绪状态的机体运动方式。——译者注

在哺乳，担心药物经乳汁进入儿子体内，所以不愿意吃药。她本身对药物就带有抵触情绪，如果可能的话她并不愿意吃药。同时，她的抑郁情绪使得她无法和儿子产生情感联结，她因此而感到害怕，担心儿子可能会因为自己的哭泣和嗜睡而在情感上受到伤害。她因抑郁造成的优柔寡断而麻木，又因担心做出错误的决定而恐慌。她告诉她的治疗师佳宁，她只想吃片药然后就不用再想了。"但是那样的话，我就会恨自己了。"佳宁问克里斯蒂娜她愿不愿意让佳宁更"指手划脚"一点，克里斯蒂娜同意了，于是佳宁建议克里斯蒂娜分步决定她吃还是不吃药，如果吃的话又该怎么吃。克里斯蒂娜与一位专攻情绪的营养师约了一次咨询，了解到通过营养干预来改善情绪会比吃药慢得多。如果一段时间以后她觉得自己无法很好地管孩子了，那么下一步就是尝试一种抗抑郁药物。而她的医生也会谨慎地选择一种对乳母和宝宝都安全的药物。克里斯蒂娜和佳宁还一起制订了一份"紧急按钮"策略，如果克里斯蒂娜和佳宁中的任何一个人开始担心克里斯蒂娜和孩子的安全，那么这个吃药的程序就会被提前。立马做决定的压力减轻了以后，克里斯蒂娜的情绪因接受营养干预而有轻微的改善，这足以让她更有力气去做其他决定了。最终，比之前感受到更多权力的她还是决定服用抗抑郁药。

心理社会干预

因为女性主义疗法从技术上来说是一种整合性的疗法，因此女性主义疗法并不会对特定的心理干预手段做出规定。正如这本书一直强调的，女性主义疗法的重点是用干预手段来适应来访者的优势、技巧和能力，最终旨在增强来访者在四个领域的个人权力并在此过程中唤起她们的女性主义意识。在某天来访的各个个案中，一位女性主义治疗师很可能会使用来自心理动力学疗法、认知行为疗法、以正念为基础的范式、人本主义疗法、表达与运动疗法，以及其他疗法的工具和策略。女性主义治疗师将在自己的技能范围内为来访者提供多种多样的选择。

布兰登今年25岁，是一个来自中产阶层家庭的第四代日裔美国异性恋男性。他在一位47岁的中产阶层欧裔美国异性恋女性主义治疗师狄安娜这里接受心理治疗。布兰登的主要症状是抑郁，而这恰好是狄安娜的专长。他告诉狄安娜，当他在知情同意书里看到她将自己描述为一位女性主义治疗师时，他退缩了一下。"老铁，我可是个男人，你到底能不能给我提供治疗？"他问狄安娜。狄安娜告诉他自己理解他的纠结。"很多男人看到我就开始想一个女性主义治疗师如何能够帮助他们，所以我一点也不惊讶。而且老铁，正因为你是个男人，抑郁才真正成了一个问题。"狄安娜继续告诉他关于男性抑郁症的信息，以及和抑郁症抗争的男性常常被污名化，因为他们被视作"脆弱"。狄安娜还给了布兰登和她尝试治疗一个月的选择："如果你觉得我不是一个合适的治疗师，到那时候你差不多就能知道了。"注意，狄安娜并没有试图打消布兰登对见一个女性主义治疗师合不合适的疑虑；她立刻肯定了布兰登的感受，又立刻通过分析性别角色来培养布兰登的女性主义意识（例如，并不是只有他一个人在与抑郁抗争，作为一个男性，他面临着来自性别歧视观点的特殊挑战：抑郁的男性尤其无能），她已经开始赋权这个过程了。

在接下来的一个月里，狄安娜邀请布兰登学习正念技术，即以一种富有同理心的眼光观察自己，从而减轻他内心对自己的苛责。狄安娜尤其说道，抑郁会导致对自我的过度批判，这是对个人权力的一种消耗。她还说到这种批判的本质是充满了歧视意味的。"你有没有注意到有多少次那些批判的声音在对你说你是一个娘炮？"第三次咨询当两人正在回顾布兰登上周的家庭作业时，狄安娜问道："娘炮对你来说意味着什么？"

注意狄安娜在治疗抑郁时用了几种得到实证研究支持的干预手段，包括正念技术和认知行为疗法。但同时她结合了对性别、权力和社会地位的认知来挑战布兰登的思维。在治疗结束之后，布兰登告诉狄安娜，正是这些有关性别、权力和社会地位的觉察让他回心转意决定留在她的治疗中。后来的事实证明，布兰登小时候一直很瘦小，这与他的种族基因表型有关。

他因又瘦又矮而被嘲笑和捉弄，那些霸凌他的男孩叫他"娘炮""窝囊废"。他的父母叫他不要去理会这些言论，他照做了，但是这些言论却在他对自己男性气质的认知上留下了伤痕。对布兰登来说，逐渐意识到他过度严苛的自我评价和他在父权文化中遭遇的内化的性别歧视息息相关，这让他眼界大开且得以赋权。

"你知道吗，"布兰登在治疗进行到第三个月时说："我永远都没法成为一个高个子的人。我由矮小的人孕育而来；我的奶奶只有四英尺[1]（约122厘米）高，我的爸爸也只有五英尺五英寸[2]（约160厘米）。如果我花一辈子来担心我不如那些奶奶来自挪威的家伙高，那我就是一个可悲的人了。"布兰登的女性主义意识亦开启了他对隐晦种族创伤的认知，这些他在心理社会环境中遭遇的创伤是他过去未曾探索过的。

在接受狄安娜四个月每周一次的治疗之后，布兰登的抑郁症状减轻了不少。用俗话来说就是连墙上的苍蝇都能看到狄安娜一直在用正念、认知行为疗法和行为激活技术。如果有旁观者的话，他还能证明在用每种技术时，狄安娜都掺入了对性别、权力和社会地位的女性主义分析。在每次治疗中，她都会为布兰登提供关于如何继续追求自己的幸福的选择，这在一定程度上也解释了为什么狄安娜混用了这么多具体的技术。

---

[1] 1英尺=0.304 8米。——译者注
[2] 1英寸=0.025 4米。——译者注

女性主义治疗师是第一批关注在家庭中发生的虐待和侵害（Burgess & Holmstrom，1978；Carmen，Reiker，& Mills，1984；Herman，1981；Walker，1979），并为遭遇亲密关系暴力的幸存者提供治疗的心理治疗师。因此，对遭遇过朱迪思·路易斯·赫尔曼所说的"复杂创伤"（Herman，1992）的个体来说，许多女性主义治疗师是缓解她们多重担忧的能工巧匠。这些常常被非女性主义治疗师诊断为患边缘型人格障碍的个体，在表征个人权力的四个领域上都受到了伤害并被剥夺了权力。他们努力寻找能在这个世界发声和生存的方法，而这些方法却又让他们付出了沉重个人及人际代价。

从复杂创伤中幸存下来，一种常见的代价就是把自残当成应对策略。对治疗师来说，由于恐惧症患者经常会无端地变得有控制欲并自残。将女性主义疗法用在有自残倾向的人身上，恰恰彰显了对赋权和平等关系模型的应用。治疗有自残行为来访者的女性主义治疗师首先会关注这位自残的来访者的声音，让这些声音成为表达意义和帮助人体运作方面的权威。自残行为几乎被所有伤害自己的人描述为一种应对策略，目的是让自己能够正常运作，这和女性主义症状模型的观点是一致的，即症状恰恰是应对策略。那些伤害自己的人将自残描述为一种高效的情绪调节策略，自残不仅比药物更强大，而且还免费，基本不违法（虽然当个体被监禁起来时，这种自残行为通常会被认定为一种侵害，导致个体受到进一步的惩罚）。许多人坦言当他们划伤、烧伤、打伤，或者以其他暴力方式伤害自己时，他们就能变得平静，更能思考，且不那么想自杀了。对那些持续遭遇失权、无法得到他人保护和抚慰的个体来说，这会让他们建立一种存在于自残和自主权、自爱能力、自我调节能力之间的联系。关注目前的外伤通常会帮助他们抚平过去的内伤（Mazelis，2003，2007）。这种症状（自残）之所以频繁出现，就是因为它所代表的应对策略比其他许多方式都更有效。

整合生理、心理、社会、精神灵性 - 存在及意义创造：海蒂的故事

布朗和布莱恩（Brown & Bryan，2007）讲述了一个女性主义分析如何启发心理治疗的故事，而这次治疗的是一位有自残行为且经历过复杂创伤的女性。由于自残是一种抵抗策略，它容易激发治疗师表现出带有独裁和强制意味的行为。而这个故事提供了一个范例，告诉我们一种以赋权为目标的女性主义策略，是如何让一位治疗师以特定的方式与有自残行为的来访者工作的。下面这个故事截取自布朗和布莱恩关于海蒂接受心理治疗所进行的讨论。

海蒂是一位32岁的欧裔美国女性，她在一个小镇出生并长大，从小到大一直在贫困线上挣扎。她最早的记忆是母亲试图用一个枕头闷死她。在她三岁生日后不久，她的监护权被她的父亲暂时夺走了；在她留在父亲那儿的第一夜，她的父亲就对她施以性虐待。她记得在之后的三年里，她经常被指交并被强迫进行口交。6~9岁，她被父亲强迫与别的孩子及成人发生性行为，目的是拍性爱影片。这些性行为还包括性虐待及侮辱性的对待。海蒂回想起她从那个时候就开始解离了。

海蒂认为应该是在她差不多 9 岁的时候，她的父亲和继母因其犯下的罪行被逮捕。她关于那段虐待的记忆受到创伤症状的影响和她服用的镇静催眠药物而变得有些模糊，而当时她被开那些药也是因为随着年龄的增长，她变得日益叛逆，吃药的目的是使她变得更顺从。她此后被带到了一个寄养家庭，在那里一直长到 15 岁。在她的描述中，她的寄养家庭没有虐待她，但正经而冷漠。

海蒂在搬进寄养家庭后不久就开始自残。她注意到自己从来没有觉得这样做有什么不妥，因为相比起她亲生父母和继母对她做的事，她的自残行为根本不值一提。到了青春期中期，海蒂频繁地用针扎自己的皮肤，割伤自己的大腿上部及胃部（这里的刀伤不会被别人看见），并打她自己的头直到她开始感到晕眩。她后来意识到她的自残方式取决于她是一个人还是有人陪着，因为她不想其他人注意到她的行为："到那时候我已经知道自残挺变态的。"她还讨论道，她的自残行为还取决于她想达成什么样的目标。"用刀割是很好的让我自己平静下来的方法。我割的时候，看见血，就觉得我又能呼吸了，我就可以再活久一点点了。我对自己生气的时候我就打自己，但是用刀割是我感觉麻木、害怕或者想死的时候我能为自己做的一件好点的事。"

15 岁的时候，海蒂从她的寄养家庭逃离，她搭便车到了一个大城市，然后住在街上。她通过卖淫挣钱，然后上了社区大学，谎报年龄拿到了高中毕业证。在她拿到毕业证后，被一个联合医疗保健项目录取，她 19 岁的时候光荣毕业。虽然她在伤心和害怕的时候还是偶尔自残，但她说她 20 多岁的时候自残的频率降低了很多，因为她可以自给自足，生活的幸福感增强了。

在她第一次接受心理治疗之前的五年里，她在工作上被一个有权势的上级性侵。那段时间正好是她成功减肥之后。"那时候我开始攀岩，去健身房健身，锻炼我的上身。我想那个人渣之前没有看上我就是因为我之前又矮又胖。"那个上级一开始是说些暗示性的语言，然后就开始在储藏室堵她并压到她身上。这次性侵唤起了尘封在海蒂大脑中的创伤记忆。她说遭遇性侵之后的那天，她回到家，又开始割自己。那是几年里她第一次这样做。

性侵持续了三年之久，在这期间，海蒂开始产生极端的症状。她在被性侵的时候解离，她的自残频率变高，她断绝了和朋友的来往，且食欲不振、无法入睡。在她的工作绩效一落千丈的时候，她的上级解雇了她，对她说和她性交一点意思都没有了。这次解雇以及上级的话点燃了海蒂的怒火，她通过把设备室弄得一片狼藉来解气，而这导致了她被抓。她的辩护律师觉察到了她似乎不太对劲，把她送到心理学家那里做测评，通过心理测评发现了她被性侵的事（虽然这并不是全部的故事）。在获取证据之后，律师走访了医院管理层，医院管理层撤诉，解雇了那个上级，然后和海蒂庭外和解了。而后，海蒂被那个给她做测评的心理学家推荐到心理治疗中来。

海蒂走进治疗室的时候就像她不在自己的身体中一样，她的脸上几乎没有任何表情，声音很低，且避免和别人进行眼神交流。她浑身散发出羞耻感。治疗室里的治疗犬把头枕在海蒂的膝盖上；它的陪伴在前两年的治疗中大有裨益，因为有一些让海蒂深感羞耻和恐惧的话题，她无法直接对治疗师说，就转而向治疗犬说。

海蒂发现她很难接受治疗师让她为治疗设定议程和目标的邀请。她对权威的恐惧被她近来的遭遇加剧了。并且由于她的生母和继母都虐待过她，这让她觉得女性（海蒂的治疗师是一位女性）和男性一样可怕。但是，海蒂难以清楚地表达她自己的治疗目标并不等于治疗师就要为她设定目标。相反，治疗师在征得海蒂的同意后才询问她的人生经历，并告诉海蒂，她有权不回答，也不需要给出不回答的原因，因为这是海蒂的隐私，而治疗师只是一个陌生人而已。

由此可见，女性主义治疗从一开始就实行非强制原则。尽管从来访者那里获取完整的个人历史非常重要，但赋权的第一步是承认要求来访者与一个陌生人——即使这个陌生人是来访者的治疗师——分享隐私本质上是很荒谬的。"来访者即专家"的原则也要立刻应用起来；如果一个人还不知道她的治疗目标是什么，那么女性主义治疗师的工作就是创造条件让来访者逐渐发现那些目标，而不是为了找话题而把治疗师自己的目标强加在来访者身上。

海蒂住在寄养家庭的时候曾经接受过治疗，她当时对此持怀疑态度，这次，她预料自己会被认定为不愿合作。但治疗师一直把说什么和不说什么的决定权交给她，并肯定了那种想说"不"又担心风险和后果的心情，尤其是她在工作中的糟糕经历才刚刚结束。海蒂后来分享说，治疗师坚持将拒绝的权利还给她并不对她进行任何惩罚，是"除了治疗犬以外"她回来接受第二次治疗的唯一原因，这一次她在治疗中一待就是10年。

在每周一次的治疗持续了三个月之后，海蒂决定讲述一些关于她童年时受虐的细节。在那段时间，海蒂选择将治疗重点放在应对日常生活上，因为她严重的抑郁症状让生活变得难以为继。海蒂从异常程度最低的细节（"我儿时遭到了性虐待"）开始讲述她的受虐经历。随着时间的推移，治疗师既没有退缩也没有可怜她，于是她开始揭露更多的细节。海蒂在治疗中花了两年的时间讲述她完整的受虐历史，甚至在她接受治疗的十年中的后两年里，一些细节又浮现出来，深化或澄清了她之前已透露的内容。很多次在海蒂揭露受虐细节之后，她都受到严重的情绪困扰，因此在慢慢重建关于自己生活的叙事的过程中，穿插着她和治疗师为减轻痛苦和提升生活质量而开始的工作。

治疗师在这时为海蒂提供了一种赋权策略，这种策略是从其他研究记忆的人的反馈中发展起来的（Gold & Brown，1997）。治疗师告诉海蒂，研究表明当一个人讲述可怕的经历时，之后的几天对这个人来说会非常难熬，同时，这通常会引起自杀倾向（以及她随后分享的，自残行为）的上升。治疗师向她引入了这个概念——在她分享新的创伤历史前，她们将一起增强海蒂获取安全感的能力，同时为接下来怎么做达成一个协议。比如，海蒂会用沙发上的毯子将自己紧紧地裹起来，拿出她某次在路上发现的水晶，然后边看着水晶边讲述她的故事。在她分享完信息之后，她通常会抱起治疗犬，治疗犬作为一个可触摸到的、安全的、有生命的拥抱对象，能帮助她将注意力集中在当下。她们俩达成一个协定，治疗师会在这样的治疗结束后的下午打电话给她，看看她好不好。而海蒂将会回到家，紧紧地搂住自己，直到接到治疗师的电话。

由于海蒂发现她经常在这样一次治疗之后从自己的身体里解离出来，同时也变得没有胃口，于是她们还为海蒂吃什么制订了一个计划。这对增强海蒂在生理/躯体领域内的个人权力前进了很大一步，因为吃什么正是对身体需求的感知。所有这些为加强自我关爱而制订的合作策略为海蒂吐露自己的自残行为及两位女性如何应对这样的吐露打下了基础。

大概在第五个月的时候，海蒂作为一个经历过复杂创伤后又在工作中遭遇性侵的人，这些创伤所带来的后果在她身上逐渐变得清晰，于是治疗师决定向海蒂提出自残这个话题。那个时候，两位女性都已熟知，当海蒂在治疗中回忆起受虐情节，或在其他时候描述起她有关分离和人格解体的经历时，海蒂经常解离。治疗师将之解读为一种"在那种环境下很正常"的现象，并评论道，"我认识很多像你这样的人，有些是来访者，有些是我的朋友，她们从小到大的生活和你的一样糟糕。可能有百分之九十的人会做一些帮助她们应对困难的事，而这百分之九十中的百分之百会觉得太羞耻而不告诉任何人。很多像你一样从自己的身体里走出来的人都知道这也是她们自己在做的事情。所以万一你有什么想跟狗狗说的事，没关系，这不会是我们第一次听到这样的事，也不会是我们最后一次听到这样的事。"

以这种方式邀请来访者分享如此隐私的、有羞耻感的信息通常能够帮助她们更好地建构自己的应对策略。描述性的非评价式的语言为彼此的沟通提供了一种不那么羞耻的方式。有时，治疗犬参与治疗；有时，人们会带来艺术作品，或者照片，或者一首诗。女性主义治疗师还可以把其他人的经历讲述给来访者听，以此作为一种减轻羞耻感的策略，而这种策略能在心理、社会领域创造赋权机会。

在治疗中，有几次海蒂都暗示自己想聊聊自残行为，于是治疗师提醒她，"如果这对你来说有意义，你才去做"。有一次，治疗师为自己可能向海蒂施压而道歉，海蒂被激怒了，说："有时候有点儿强势没什么的，你知道吧，你又不是要勒死我，有什么大不了的呢？"治疗师接着海蒂的语气，开玩笑说勒死一个人实在是突破了职业底线，她一想到那些没把海蒂勒死的人能随心所欲做他们想做的事，她就生气。虽然两人都笑了，海蒂后来告诉治疗师，这是治疗中另一个关键时刻。"因为你是真的觉得我值得被关爱，觉得我的界限值得被尊重。这使我感到震惊。我无从知晓如果你表现得很幼稚或者容易被人牵着鼻子走会是怎样的，但是你没有跟着我的话走，没有对我很坏，这真好。这真是一种以奇怪的方式呈现出来的好。"

在下一次治疗中，海蒂带来了一叠纸并把它交到治疗师手中，说："先读读这个吧。"她随后便在沙发上缩成一团，抱着治疗犬并把脸埋进犬毛中。在这些纸上记录着海蒂的自残行为以及她每次自残的方式。纸的最后写道："现在，我知道你就快摆脱我了，而我也无法阻止这一点。"

治疗师在这一刻对海蒂的感激和敬意深得难以言喻。女性主义治疗师知道，给出自己的信任，尤其是在知情的条件下给出的信任，虽然表面上暴露了自己的脆弱，实际上却是权力的一种体现。治疗师告诉海蒂，她通过分享这些信息而给予治疗师的信任是一件莫大的礼物，同时，治疗师还赞扬她在治疗师阅读那一叠纸的时候找到一种方式（即和治疗犬待在一起）来保护自己。治疗师接着分享了她自己的信念：有自残行为的人这样做都是有合理原因的，而海蒂这样做的原因也是值得尊重的，因为所有的原因归根结底都是为了活着。

治疗师还分享了她与有自残行为的人的合作哲学。"如果你不想停，那你就不需要停。有些人如果不小心把自己伤得需要进行医学治疗，社会系统就会开始干涉她们的生活，控制她们的身体，这时候自残就成了一个大问题。还有些人没控制住最后死了，从我读的东西来看，我觉得你并不想。我所知的曾经这样做过的人告诉我，我提供的替代方案一开始并不如自残有效，有时候甚至永远都不如自残有效。如果你想要替代方案，或者想试试减少自残频率，我们可以试试，就像我们已经想出了一些方法来缓解你的解离症状一样。如果你想聊聊，你也可以聊聊。这是你的身体，海蒂。"

　　于是在长达六年的时间里，自残成了治疗中摊开来讲的话题。在大多数时间里它并不是主角，但是它常常出现在讨论中。如果海蒂说起自残，治疗师就会问她一些问题。这是为了让她在心理和躯体领域变得更有力量，为了让她在用自残的方式解决问题之前对自己的情绪、想法、所处环境，以及自残这种应对方式有更深的觉察。通过鼓励海蒂在自残这件事上变得更加小心，海蒂也拥有了更多的选择。也是通过这种方式，海蒂能更好地理解她的自残行为的具体表现，更能体谅之前她的自残行为是如何完完全全地拯救她的生命的。"那个混蛋（她曾经的上级）强奸我的时候，如果我没有又开始用刀割自己的话，我可能已经把自己给杀了。"

　　更灵敏的感知力也将提升改变的可能性。一天，在治疗师又一次询问前情和结果时，海蒂嘟囔着说："你把这一切都毁了。""毁了？"治疗师回问。"是啊，就是如果我真的停下来，留意并思考我在做什么，我就把自己恶心坏了。我在做什么呢？"海蒂夸张地问。

治疗师接着评论道，她的经验告诉她，有自残行为的孩子通常都是无意间发现自残有效的，她们并没有机会反思自己在做什么，而也许海蒂也是这样的。她又推荐给海蒂一些关于"症状即抵抗策略"这一概念的文章，并说有些人觉得这些文章很有用处。在女性主义疗法中，给来访者提供可用的信息是很常见的。

治疗师当时注意到海蒂说自残不像以前那么有用了，于是认为这正好是一个询问海蒂她是否对任何自残以外的替代方案感兴趣的契机。"自由攀岩怎么样？"海蒂开玩笑道。她指的是一种危险的攀岩方式，在这种攀岩实践中是没有绳子的，因此受伤或死亡的风险很高。"正念冥想如何？"治疗师回应道。"我们各退一步吧，比如我可以去上功夫课，镇里有个学校专为女性授课。我喜欢到处走走……要是我冥想着坐定不动，那我可能会想打人。"

功夫最终成了适合海蒂的替代自残的方案。这所学校的拥有者和经营者自己就是一位人际暴力幸存者。学校里许多学生身上的伤疤和海蒂身上的相似。她们把这些伤疤叫作"勇士标记"，这个词是女性主义作家艾丽斯·沃克发明的。当自残行为不再是海蒂偏好的应对策略时，她说，"在你和功夫之间我意识到的一件事是，我曾经和我的整个童年战斗，我在恐怖的战争区域受伤。割伤我自己和打我自己也是这些伤痕的一部分，但它们并不愚蠢，也不是错的。它们是我当时所知道的唯一可以在战斗中幸存下来的方法。现在我是一个退伍老兵了，只不过没有福利。"她开玩笑地说着最后一句话。在她的功夫学校，她学着揭露更多她自残的历史。她向自己的羞耻大步进军，并因此而不那么孤独了，她找到了归属自己身体的方式。虽然这有时候会让她感到恐惧，海蒂已经能够将恐惧带到治疗中来并继续前行，而不是在经历创伤后选择逃避。

这种对她受虐经历的重构是唯一一个能让武术成为她自残替代方案的因素，而这也是利用女性主义干预手段为躯体赋权的一个例子。女性主义治疗师并不像开处方一样指定练习武术或其他任何策略，但是会根据研究成果提供各种可能性，对很多想停止自残的人有效的策略包括正念冥想、自我调节技术、运动与身体疗法，以及其他自残的人反馈的技术。

海蒂通过不断练习、掌握武术技能来改变她和她身体关系的过程，帮助她开发出更多原创的异于自残行为的策略（虽然在一开始的六年里她时不时地还会自残），而她也将这些策略带到了治疗中。在某个时候，她开始努力地让自己停止，这一开始反而让她的自残频率上升了。她意识到，如果停止自残是出于他人的压迫而不是自己的意愿，那么这样的停止对她来说还是极具创伤性的。同样地，这也适用于自己不尊重自己的意愿，强行给自己施压的情况。治疗师和海蒂同时注意到，海蒂已经将女性主义疗法的价值观纳入了她与自己的关系中；赋权这个概念开始走出治疗室，并走进了她更大的生活领域中。

有一天，她在接受功夫训练时受了一点伤，她只得停止了几个月。治疗师和海蒂都发现，要她自己注意到疼痛和损伤并尊重身体传递给她的休整信息是多么不容易；这是她停止自残过程中另一个重要的转折点。她在这段时间里说道，既然她想避免自残，那么功夫课暂停正好迫使她寻找其他的方式关爱自己。"猜猜我干了件什么事？我准备养条狗！"她眉开眼笑地宣布，"一只被救下来的流浪狗，你知道吧，像我一样经历了复杂的创伤，我觉得我知道怎么去关爱一只像我一样的狗狗。"

在治疗后期，治疗师邀请海蒂回忆一下她过往生活中一段很少自残的时光。那是她刚开始工作的那几年，在遭遇性骚扰和性侵之前。能够思考和分析自己的行为也是一种赋权。在海蒂的例子里，这是她从认知上理解自己之前是如何找到自残的替代方案的机会。在女性主义疗法中，来访者将自己视为那个拥有改变的权力的主体是很重要的。这提醒了海蒂她以前靠自己做过这样的事（即找到自残的替代方案），而这种意识使她开始改变，跟治疗师的联系减弱，跟自己的关系增强。

女性主义疗法应用中的挑战

女性主义疗法总体上是一种成功有效的治疗途径，根据女性主义治疗师从权威来源获取的反馈和女性主义疗法来访者的分享，它可以应用在来自不同背景、有着不同主诉的众多来访者身上。因此，它在心理学和心理咨询实践，以及其他相关领域的利用率上升。然而，女性主义的完整性却在今天受到威胁，这些威胁又是女性主义政治根基带来的。在这一小节，我将探讨这些威胁和它们带来的影响。

对女性主义实践完整性的威胁有三种，而前两种和女性主义实践没有直接联系。第一个威胁到女性主义实践完整性的挑战就是我说的由心理健康保健管理计划带来的"医疗 – 产业综合问题"（Brown，1997）。具体来说，这些问题包括拨给心理治疗的资金被削减，个案管理员给治疗带来干扰，各个心理干预手段得不到平等的对待。巴罗和希尔（Ballou & Hill，2008）讨论了企业和政府享有的"治疗所有权"（p. 3）对女性主义治疗师工作带来的影响，尤其是当许多从业者赚钱的本事在某种程度上依赖于与付钱的第三方（而不是来访者）维持良好的关系时。对治疗师来说，如果坐在治疗室里的来访者是管理保健部门派来测评症状和症状减轻（而非赋权）程度的政府工作人员时，要坚持为来访者赋权并唤起女性主义意识这样的职业操守是极其困难的。

这并不是只有女性主义疗法才会遇到的问题。麦克威廉姆斯（McWilliams，2005）从精神分析的角度谈到如今心理动力学从业者也面临类似的困境。同一个企业化的系统要求这些从业者提供简化版的被称为"行为健康"的治疗。注意，在这个术语中没有情绪、心理社会、精神或政治变量。在这种情况下，从业者的人性和根据理论模型提供长程关系治疗的能力都受到了威胁。

第二个对女性主义疗法完整性造成威胁的是向循证实践靠拢的运动。虽然心理治疗领域对什么才是好的治疗并没有达成共识（Norcross，Beutler，& Levant，2005），但一些心理学家认为只有那些得到随机对照实验或单一被试实验支持的治疗才是好的治疗（Kihlstrom，2005）。这些治疗干预手段是专门为《精神障碍诊断与统计手册》诊断设计的，且通常被手册化，以相同的形式用在每个来访者身上。这种主张并没有得到广泛的接受，它尤其受到心理学家、女性主义者及其他对人类多样性感兴趣之人的抨击（Brown，2005；Levant & Silverstein，2005； Olkin & Taliaferro，2005；Sue & Zane，2005）。然而，这些治疗在心理治疗领域还是被视为最严格、最科学的治疗，某些付费机构只报销那些得到实证支持的治疗。

相应地，女性主义治疗师也需要知道哪些证据在支持他们的实践。我们将在第 5 章讨论，女性主义的实证基础来源于对治疗关系、治疗过程、心理治疗师特质的实证研究。女性主义治疗师，尤其是在 21 世纪受训的治疗师，经常遇到一些同事，因女性主义的政治根源而对该治疗模型不屑一顾，这种情况使得一些女性主义治疗师质疑他们所能提供的治疗价值。但是，实践的完整性能够通过获取知识来加强，这些知识告诉我们，关注性别和社会地位，以平等的治疗关系和赋权为基础的治疗比那些只关注症状和痛苦模式的治疗更有效。

第三个威胁到女性主义疗法完整性的挑战来自女性主义治疗师群体内部。女性主义治疗师和所有人一样，在父权文化下成长；也和所有人一样，生活中充满了各种厌恶偏见，例如性别歧视、种族歧视、性取向歧视、阶级歧视、体能歧视、年龄歧视；而他们在其他心理治疗模式下受到的训练也并不支持和来访者建立平等关系。因此，女性主义治疗师必须不断地留意迫使他们偏离赋权目标的情形。马雷切克和克拉维茨（Maracek & Kravetz，1998）使用问卷调查了25位从业的女性主义治疗师，他们发现，在治疗过程中很容易从女性主义政治意识中滑脱出来变成"女性为女性提供治疗"，后者实质上强调的是女性提供的充满母性的治疗，对社会环境以及权力话题的重要性着墨甚少。

哈特（hart，2008）曾讨论过，心理治疗师的实践环境对实践女性主义疗法核心理论非常不利。她注意到，对治疗时长的限制、机构定下的规范，以及来访者在现实中支付治疗费用的能力，这些都令女性主义治疗师感到不得不放弃他的理论，对治疗师权力和来访者身份等问题睁一只眼闭一只眼，转而利用对减轻症状最有效的方法。但是，哈特也写道，如果坚持的话，女性主义实践也是能在各种环境中进行的，但前提是能"对行为和决定带来的影响做出持续不断的觉察，富有创造力和灵活性，有勇气"（p.9）。

确实，调动创造力和对性别、权力、社会地位进行周全分析使女性主义意识觉醒成为可能，这正是那些在机构和一开始认为女性主义疗法不适合他们的来访者工作的治疗师的工作重点。这样的工作要求治疗师将权力理解为一个连续体，而不是一个全或无的现象。面对限制的存在，治疗师要把它看作一个选择界限，看作增强自己（面对失权的来访者）同理心的契机，而不是放弃自己理论模型的信号。私人执业的女性主义治疗师必须要有策略地为来访者提供更多服务和资源，但同时也要考虑消费文化带来的影响并保证自己的经济健康。在机构工作的治疗师需要思考怎样才能一石二鸟，在达成女性主义实践目标的同时又达成雇主设定的目标，而不是将两者对立起来。所有这些都要求女性主义治疗师对女性主义分析和框架抱有坚定的态度；这些挑战中的每一个都已经被其他女性主义治疗师经历并克服了。将自己孤立起来并不是女性主义实践提供的一种选择。一位治疗师的女性主义意识很可能因孤立而受到挑战，他可能会认为那些在父权文化中遇到的困难，例如保健管理计划、机构指令，或同事不屑的眼光，都是因为自己的模型失败了，而想不到这些是由来自更大的系统的压迫造成的，而这种压迫正是去权文化的一个缩影。要想实践女性主义疗法，治疗师必须拥有女性主义政治意识并在当前的社会现实下扎稳脚跟，同时寻求个人或专业支持，这样才能完整地将女性主义分析应用到自己的工作中去。女性主义疗法协会伦理守则专门用一个小节论述治疗师自我关爱的重要性并不是没有原因的。除了通常意义上对这个构念的解释，自我关爱对女性主义治疗师来说还意味着通过阅读、上网、咨商或参加工作坊及会议，来更新自己的女性主义思想，并了解女性主义疗法理论和实践领域的最新进展。

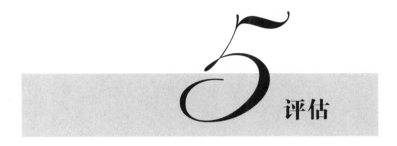

5 评估

C H A P T E R F I V E

女性主义实践的实证基础

由于女性主义疗法综合使用各种技术，要将其各个构件分离开来进行对照实验是非常困难的。那么多技术都发生在治疗过程当下的某个瞬间，怎么去操作性定义赋权和平等关系实践呢？除此以外，很不幸地，由于很少有女性主义疗法从业者做关于治疗效果的研究，目前能证明女性主义疗法疗效的实证材料少之又少。

朱迪思·沃雷尔和同事贡献过几例研究，证实了女性主义疗法作为一种干预手段拥有内部一致性，同时，她们也提供了一些关于其效用的信息。十年以来，这组人员做了很多研究，试图从实证的角度证明女性主义疗法不仅有效，而且和其他不谈性别及性别歧视的心理疗法截然不同。

女性主义疗法的独特性

罗宾逊（1994）做了一项关于女性治疗量表（Robinson & Worell，1991）的研究。她发现量表由两个因子构成：为来访者赋权以及倡导女性主义目标。这两个因子将女性主义治疗师和非女性主义治疗师区别开来。研究小组用该量表的来访者版本——来访者女性治疗量表（Worell, Chandler, & Robinson, 1996）——做的研究则发现，来访者汇报她们的治疗师声称自己使用了女性主义方法（Worell, Chandler, Robinson, & Cobelius, 1996）。

尼瓦·皮然（Niva Piran, 1999）开发了女性主义构架量表。在对 112 位加拿大心理治疗来访者的研究中，她发现接受女性主义治疗的来访者对其治疗师行为的报告反映出三个因子：以尊重的态度肯定，赋权，和鼓励对创伤的讨论。皮然比较几种来访者的回答，这几种来访者分别接受了女性主义、人本主义，以及医学模型下的心理治疗。她发现，来访者将自己的女性主义治疗师描述为忠于其女性主义模型。皮然目前正在开展一项关于女性主义疗法效果的长程研究，在这项研究中有大量的女性来访者参与（Susan Armstrong, 2005）。

拉德和吉尔伯特（Rader & Gilbert, 2005）研究了 42 位治疗师，这 42 位治疗师被问到她们是否自认是女性主义治疗师。接着这 42 位参与者完成了两份量表，这些量表分别测量他们对女性主义疗法行为的实践（女性主义疗法行为调查表），和他们分享权力的行为（女性治疗量表）。每位治疗师目前接见的一位女性来访者也被邀请来完成两份量表。一份测量她对治疗工作的感知（工作联盟量表），一份测量她对权力分享行为的感知（来访者女性治疗量表）。两位研究者发现，比起自认为不是女性主义治疗师的人来说，自认为是女性主义治疗师的人汇报自己使用权力分享行为的概率更高。另外，和假设一致，女性主义治疗师的来访者汇报其治疗师使用权力分享行为的概率也更高。这项研究再次佐证，无论治疗师和来访者的生理性别如何，赋权都是区别女性主义和其他疗法的关键变量。

女性主义赋权模型的有效性

钱德勒、沃雷尔、约翰逊、布朗特和拉斯科（Chandler，Worell，Johnson，Blount，& Lusk，1999）研究过女性主义疗法实践的有效性。在研究中，他们用女性治疗量表区分女性主义和非女性主义治疗师，然后用一个充分验证过的量表——个人过程量表来测量心理社会领域内认知、情绪和人际方面的赋权过程。他们发现，无论来访者接受的是很短（四次及以下）还是较长（七次及以上）的治疗，接受女性主义疗法的来访者较接受非女性主义疗法的人在赋权变量上有显著改善。他们还发现这种改善在长期随访中持续存在，且与质性研究中来访者的自我认知一致。

总而言之，这些为数不多的针对女性主义疗法的量性研究认为，与一般的治疗相比，治疗师对女性主义核心构念——赋权及平等关系——的应用能够增强治疗效果。

女性主义疗法是一种得到实证支持的关系范式

对女性主义实践的支持大部分来自对共同因子的研究，而共同因子被文献证实对心理治疗有很大的贡献。这样一来，对女性主义疗法的考量就需要从治疗关系入手。正如玛丽·巴罗（Ballou，1990）在她对女性主义认识论和方法论的基本讨论中所写的那样，这（共同因子）是一种偏爱形式多样的证据和知识主张的理论，它提供给女性主义治疗师关于"证据基础"最广泛的定义。女性主义实践不仅要从随机对照实验中攫取信息，还要整合质性研究、临床案例、单一被试实验等提供的资源，最重要的是，要重视那些接受过女性主义疗法的来访者给其治疗师的反馈。女性主义疗法中的重点——赋权及咨 - 访关系质量——与从治疗过程研究中辨析出来的治疗联盟变量一脉相承，都对好的治疗结果做出了贡献（Norcross & Lambert，2005）。

女性主义疗法还是一个有意识地强调文化敏感性的模型，其重点在于将压迫、身份、权力及其对受文化影响的知识基础的依赖放到核心地位。越来越多的研究表示，心理治疗师的文化敏感性对几乎所有来访者来说都能加强疗效（Coleman，1998；Constantine，2002）。同理，这些研究发现对女性主义疗法也一样适用。正如诺克罗斯（Norcross，2002）提到的，其他直接来源于女性主义实践平等主义方法论的变量，例如为来访者定制治疗方案，与来访者在治疗目标上合作，建立稳固的工作联盟，都毫无疑问被证实与积极的治疗结果相关。

在女性主义疗法中，来访者作为一个（与治疗师相比）得到同等重视的参与者，积极地加入治疗过程中，他的意见、感知、期望都得到重视，因此，治疗疗效也很可能会得到提升。共同因子研究表明，当来访者体验到自己对心理治疗的所有权，他们就能积极地参与提高治疗效果的过程（Bohart，2005）。女性主义疗法不仅重视得到实证支持的共同因子，更将其扩大为女性主义疗法的实践核心。梅塞尔（Messer，2005）写过，来访者表达满意与否也是彰显某一心理治疗模型是否有效的要素，女性主义疗法倚赖这种数据流，让来访者成为权威。

女性主义疗法在何地用在谁身上有效？或无效？

女性主义疗法与其他模型的整合

女性主义疗法虽然在初始阶段聚焦于女性，但在之后的 40 年里逐渐拓展其实践范围。随着理论逐渐深化并以性别、权力以及社会地位分析为核心，也随着女性主义治疗师将他们的实践带往更多样的环境中，女性主义疗法适用的人群范围也拓宽了。女性主义在技术上高度整合，因此非常多元化。女性主义疗法以不同的方式和形态呈现，反映出每位实践者、来访者以及每种环境下的特点。将女性主义实践的核心原则整合为多种具体的干预手段是可行的，但每种治疗方式都必须被放在显微镜下全方位地审查，从而洞悉其内隐的带有偏见的假设，这样一来，这些线条（即治疗方式或干预手段）才不会污染治疗的女性主义本质。任意一种心理治疗能否作为女性主义实践的问题关键在于，在治疗中对它的使用是否能支持女性主义改变模型。在女性主义实践中，这个问题是决定能否包容某种策略的底限：使用它能促进女性主义模型和结果吗？换句话说，它能否服务于赋权和平等关系；它能否促进治疗师和来访者理解社会因素及父权制对健康和痛苦的影响？有关分析心理治疗模型的详细分步算法，请参阅沃雷尔和雷莫的"理论蜕变步骤"（Worell & Remers，"Theory Transformation Steps"，2003，p. 95）。

女性主义治疗师已经尝试过对其他疗法的整合，例如认知疗法（Padesky，1989；Worell & Remer，2003）、格式塔疗法（Caring et al., 1998）、心理动力学疗法（Alpert，1986；Benjamin，1998；Dimen & Goldner，2002；Luepnitz，1988，2003；Toronto et al., 2005）、家庭系统疗法（Hare-Mustin，1978；MacGoldrick，1998；Silverstein & Goodrich，2003）、心理剧（Worell & Remer，2003）以及眼动脱敏疗法（Brown，2002）。几种专注于治疗复杂创伤幸存者的模型已将女性主义构念（Courtois，2000；Gold，2000；Harvey，1996）及复杂创伤概念本身（Herman，1992）整合进其核心。从心理治疗跨理论模型的角度出发［跨理论模型考虑行为改变的阶段及每阶段最适合采用的治疗手段（Prochasks & Norcross，2003）］，女性主义治疗，或者更准确地说，通过使用多种治疗策略来达到赋权目的的女性主义心理治疗，有望在治疗过程的多个时间点为多数人带来改变。

女性主义治疗师为谁提供治疗？

女性主义疗法的受众极其广泛，其核心构念被应用在不同的群体身上，适应来访者独特的需求和特征。女性主义治疗师还为家暴女性的男性（Ganley，1991）和服刑的女性（Cole，Sarlund-Heinrich，& Brown，2007）制订了治疗方案，与日本的治疗师合作（Enns，2004），在泰缅边境为本土难民提供治疗（Norsworthy，2007）。凡·泊曼和罗泽（van Boemel & Rozee，1992）也为波尔布特政权[1]统治下的（后居住在美国的）柬埔寨妇女幸存者开发了女性主义治疗方案。女性主义疗法还被用于儿童（Anderson & Hill，1997）、青少年（Gilligan，Rogers，Tolman，1991）及家庭（Bograd，1991；Luepnitz，1988；Silverstein & Goodrich，2003）。虽然女性主义疗法不轻易用诊断标签来物化来访者（Ballow & Brown，2002），但女性主义疗法的有效性已经体现在了与携带各种诊断标签的人的工作中，这些诊断包括抑郁症，无论抑郁的是女性（Strickland, Russo, & Keita，1989），还是男性（Levant，2001），以及焦虑症（Fodor，1992）、进食障碍（Root & Fallon，1988）、创伤后应激障碍（Brown，1986，2004；Courtois，2000；Harvey，1996；Herman，1992）和思觉失调（Sparks，2002）。此外，里维拉（Rivera，1996）为遭遇严重创伤后解离的人开发了一个女性主义住院项目。埃斯平（Espin，1992）与移民和难民讨论过女性主义治疗。布鲁克斯（Brooks，1998）和莱温特（Levant，1996，2001，2006）讲述了以男性身份成为女性主义治疗师，以及为男性提供女性主义治疗的体验。

---

[1]   在该政权统治期间发生了种族灭绝式的大屠杀运动。——译者注

困难重重的，甚至是颠覆性的对话？
来自来访者和大环境的挑战

不友好的大环境

要创造一段平等关系亦需要对来访者特质做出一定的假设，但这些假设能促进关系中两方的权力趋于平等。如果来访者的特质偏离这些假设直至一定的程度，那么女性主义范式很可能就会受到挑战。关于平等关系的其中一个假设是，来访者是出于自愿而进入治疗并且能够明确其生活的某些方面需要改变。因此，女性主义疗法的核心模型很难运用到没有自主选择权、无法明确有改变的需要，或是认为自己无力改变痛苦或失调的来访者身上。

不过，证据显示，即使在具有强制性的环境中实践女性主义疗法，它也能起到一定的效用。在这种情况下，女性主义治疗师面临的挑战，即在环境中的强制性规范与治疗关系之间竖起一面保护墙，从而使后者仍旧能够反映出赋权和平等主义。

科尔、萨尔朗德－海因里希和布朗（Cole，Sarlund-Heinrich，& Brown，2007）为我们描述了一个在强制性环境中应用女性主义的例子：她们为在监狱中服刑的女性创造了一个女性主义创伤治疗小组，这个小组由科尔和萨尔朗德－海因里希带领。这些女性主义治疗师以创造性地竭力将女性主义实践和赋权模型带到一个反女性主义的环境中，在那里，没有选择、没有权力才是来访者的日常规范。她们描述说，在第一次与来访者见面时，作为知情同意的一部分，她们就明确告知来访者，参与治疗并不是强制的，也不是服刑过程的要求。小组中的来访者被邀请决定她们是否参与一次治疗；如果她们选择不参与，这个决定也不会带来任何负面的后果。在这次治疗中，来访者还会被告知她有权决定该次治疗的焦点是什么。

　　用这种方法，一次非常短暂的女性主义干预成功地降低了来访者在一项心理量表上与创伤相关的得分。除此之外，参与这些小组的女性并没有经历症状加深或心理崩溃的阶段，而那些刚被收监又没有接受女性主义治疗的女性通常都会经历这个阶段。这些女性主义治疗师的工作主线是寻求各种机会来鼓励来访者变得更加强大；通过在一个高压环境中摒弃任何有强制意味的治疗元素，来访者开始意识到她们是有选择权的，也因此是有个人权力的。

困难型的来访者特质

　　无论权力有多小，大多数人都相信自己拥有个人权力。对女性主义平等关系的一个挑战是，有些人并不相信自己有权力，或者他们惧怕变得有权力，因为在他们的生活中，权力和虐待已经被高度混淆了。对治疗师来说，和以被动或恐惧的方式与人联结的来访者工作是很有挑战性的，这些人将自主性视为关系联结中的一种威胁。不过，就像以自残作为应对策略的人一样，和以消极、依赖作为抵抗策略的人工作很可能会激发治疗师放弃平等主义立场的冲动。从女性主义视角将这种人际倾向理解为对迷失自我的抵抗，能够让治疗师重新聚焦到为来访者赋权的过程。同时，治疗师加入来访者的阵营，向他们表达自己对他们目前需要停滞在某个位置上的理解和尊重，以及自己作为治疗师想帮助他们从这个位置上挣脱出来的意图，这样一来，当来访者准备好时，他们就能够自由地改变。不过，根据大部分女性主义治疗师丰富的治疗经验，这样的群体对女性主义治疗师来说是最具挑战的。

女性主义治疗师面临的另一个难题是，如何为滥用权力的人，例如家暴男（Ganley，1991）或公开表达恶性偏见的来访者（Adleman，1990）制订治疗策略并为他们赋权。这些人——例如有暴力倾向的男性——要么因被法庭强制接受治疗而遇到一位女性主义治疗师，要么是他们自己并没有意识到自己在和一位女性主义治疗师工作，例如很多在物质成瘾康复机构工作的治疗师都是在女性主义治疗框架下实践的。

女性主义治疗师如何才能解决这些难题从而当来访者表达出反女性主义价值观时，自己仍旧能保持女性主义立场呢？女性主义治疗师由回归自我觉察开始，承认很多时候自己和来访者的相似大于差异。所有人都有偏见，只不过女性主义治疗师在社会化过程中对此保有觉察，并不断努力控制和降低自己的偏见带来的影响，但与此同时偏见对他们的影响并不比对其他人的影响小。所有生活在父权制工业文化中的人都能从暴力中获益，即便该行为不是自己亲自实施的；全球化和多元化的女性主义告诉大家：特权是以施加在他人身上的暴力为代价的。将这些作为切入点，女性主义治疗师就能够分析自我，了解在自己的生活中偏见和暴力的代价是什么，再以同样的立场，邀请来访者意识到这些由偏见和暴力带来的人际、内心及精神方面的代价。

由此一来，在和一位以人际暴力作为问题解决策略的男性工作时，一位女性主义治疗师将邀请这位男性思考，虽然他的行为在当下给予他拥有控制及权力的错觉，但最终将使他失权。治疗师还将邀请他审视自己因诉诸暴力而在短时间内感到的羞愧，以及他在长时间内将体验到的痛苦，此外，用强制和暴力的手段解决当下的失控感，最终随之而来的代价就是关系的疏远及彻底的失联。

治疗师亦将邀请他注意到其他由暴力带来的长期后果，包括被逮捕、被监禁，或与所爱的人失去联系（如果对方对他提起人身限制令的话），这些都会招致明显的失权。而必须花钱接受法律指定的治疗，也许就是一个在经济方面失权的例子。以这种方式，暴力在这个男人的生活中将被重构为一种极其无力、极其无助的行为。治疗师很可能还将邀请他体验这种伴随使用暴力而来的无力感。

在讨论权力的同时，性别角色分析助益匪浅。治疗师将邀请这位男性思考，他是如何一直相信父权规范针对男性的谎言，认为使用暴力就能缓解痛苦感。治疗师指出，只有那些拥有最高特权的男性（例如那些统治国家的男性）才被允许使用暴力而又免受惩罚，在今天的美国文化下，一旦将诉诸暴力作为解决人际关系问题的策略，即使那些有权势的男性也会遭受声望和资源上的损失。

女性主义疗法将人际暴力和对恶性偏见的表达重构为极端失权的证据，这些都是很让人绝望的，通过使用暴力或与父权制同流合污贬低"她者"来获取权力的尝试。利用女性主义在生理、心理、社会、精神灵性 - 存在四领域内的赋权构念，很容易就能认清个体是如何被深深地剥夺权力的。一个有权势的人并不会惯常性地实践某些将招致监禁、法律指定需治疗或罚款的行为，也不会使伴侣、孩子或其他知晓其行为的人因他的行为而疏远他；一个有权势的人并不会为父权谎言操控从而做出那些以男性气质之名陷害自我的行为。在女性主义实践中，治疗师利用广义上更大的权力邀请滥用权力的来访者变得真正地有权力。

为缺乏同理心的人提供女性主义治疗

对一小部分因未知原因而完全缺乏同理心的人，他人的痛苦反而为其带来愉悦感，女性主义治疗是很难运用于该群体成员的。如果为这样的个体进行治疗，那么女性主义中关于权力和性别的原则能够为治疗提供一些启示，即治疗师需要注意到权力和性别动力对治疗带来的影响，并对暴力的父权文化是如何孕育出反社会人格的洞察。但归根结底，如果一个人的首要兴趣在于征服以至于控制或伤害他人，那么一个强调关系与赋权的模型是很难与之相容的。

如果一个以女性主义为纲的治疗师同这样的个体合作，那么他需要以其洞察力来了解来访者是如何运用异性恋性别关系规范将治疗关系重构为浪漫关系的，同时他亦需探索由自我性别图式带来的脆弱感和自己在该领域的失权体验。如此一来，最终他能够对来访者破坏治疗过程的企图更加留心、更加警觉。为了解一位女性主义心理治疗师是如何在与这样的群体工作的同时维系个人权力，并坚持住自己反对以暴力伤害他人以获取愉悦感的立场，索尔特（Salter，

2004）为我们提供了一则很有用的示范。

多样性与女性主义疗法

正如多次在本书中点明的那样，女性主义疗法有意识地强调以多元文化和全球化视角提供治疗。近20年来，女性主义疗法理论和实践越来越关注其他社会地位问题，例如种族、文化、社会阶级、性取向、残障与健全、本土文化和殖民历史的意义，以及移民海外和迁移的经历。所有这些女性主义认识论，深化了女性主义回应来自不同文化背景人群的需要的能力。在这种女性主义框架下，所有人都拥有上述这些方面的身份，因此，女性主义对多样性的认识并非享有特权者和"她者"的工作，而是一个拥有特定组合的社会地位（例如权力、特权、内化的压迫、在与他人的工作中处于劣势）的人与他人的工作。由于平等关系规范要求女性主义治疗师有意识地承认存在于他与来访者权力之间的不平衡，治疗师将把对权力的分析带入心理治疗过程中，使得他的实践具有更高的文化敏感性。

设想有两位女性。一位是拥有伴侣的非裔美国同性恋女性主义治疗师，另一位是单身的异性恋亚裔美国来访者。两位都有自己的宗教信仰，两位都是母亲，两位从事的职业都需要研究生学位。治疗师，作为一位女性主义者，将会注意并思考，对她的来访者来说，她是另一有色种族群体的成员意味着什么，尤其是在被比较时，她的种族群体常常将来访者的种族群体衬托得更受青睐（例如亚裔美国人常在刻板印象中被视作"模范少数裔群体"，而非裔美国人则负载着"黑人即坏人"的刻板印象）。这位治疗师还将思考她拥有的特权（有伴侣）和她来访者拥有的特权（异性恋）是如何影响权力平等的。即使在治疗室中，这些渗透进治疗关系中的权力和特权并没有被点明，治疗师对其（即权力和特权）敏锐的觉察将能够提升自己理解来访者社会地位和多重身份的能力，包括社会地位和多重身份对来访者痛苦和障碍，以及优势和能力的影响。

在女性主义疗法对差异的认识中，一个人被视作一个整体，且其全部身份像线条一样整合交织在一起，而不是互不相连的一个个盒子。 这种观点促使治疗师尊重各种身份在权力和特权方面的差异，并在治疗中点明这些差异的象征意义，而不是因为她们是专业人士、母亲、基督徒及有色人种女性，就将这些差异看作无关紧要。

去白人视角的女性主义和基于拉美女性体验的女性主义模型

一些女性主义治疗师有意识地整合女性主义和多元文化认识论，从而创造出去白人视角的女性主义范式。举例来说，莉莉安·科马斯－迪亚兹（Lillian Comas-Díaz，2006，2008）以她与拉丁裔来访者的合作向我们展示了女性主义与多元文化原则的整合，并提供了一个绝佳的范例来阐明女性主义疗法是如何指导其实践者提升文化敏感性的。她写道，与拥有特定文化渊源的来访者合作（在她的例子中，指那些来自中美洲和南美洲，母语为西班牙语的加勒比人），治疗师必须留意来访者从自己的文化渊源汲取的世界观，尤其注意来访者是如何将其信仰及其象征意义整合进自己的生活中的。这些世界观可能会通过宗教传统、语言、社会安排、仪式与庆祝活动、食物、艺术，以及重要的谚语等形式表达出来。她认为，要想有效地为来访者赋权，治疗师必须积极地欢迎来访者带来的这些举不胜举的现象。一位女性主义治疗师也许会和来访者分享一餐有仪式感的饭，参加一次有治愈性的活动，或以其他方式参与来访者文化中为来访者提供赋权体验的方方面面。科马斯－迪亚兹还强调，了解来访者受压迫和受排挤的历史是如何塑造来访者世界观并赋予当前的经验以意义，对提升治疗师文化敏感性有着重要的作用。女性主义治疗师对该种信息的密切关注是培养文化敏感性的第一步。

迪亚兹的观点和比弗利·格林（Beverly Greene，1990，1992，2000；Hall & Greene，2003）的表达类似。在格林与非裔美国女性的女性主义工作中，格林谈道，以奴隶制和种族歧视为背景来理解非裔女性群体对"女性"的理解至关重要。她写道，对这些有色人种女性来说，她们不仅受到种族歧视下性别化规范的限制，还受到性别歧视下种族化规范的限制。在种族歧视和性别歧视的双重作用下，非裔女性群体承担着极端而又相互冲突的要求，这培养了这些女性的韧性，却也给她们带来了痛苦。女性主义疗法专注于理解人们多重身份的交互影响，这是治疗师文化敏感性的另一核心构件。

而格林的工作正是女性主义实践该方面的一个缩影。

    作为批判心理学的一个分支，女性主义心理学，或者说女性主义心理治疗，以理解人类差异的解放模型作为自己的理论基础。无论寻求治疗的是一位年轻的、身体健全的欧裔异性恋男性，还是一位年迈的患有癌症的拉丁裔同性恋女性，女性主义疗法都强调对个体生活中权力与特权的意义进行分析，并将个体生活放到更大的社会政治环境中去看，这无论是对理解痛苦还是理解良好的运作都是一个佳策。这也解释了为什么女性主义治疗师作为同样拥有多样性的人，早已为有效地与人类多样性工作做好了十足的准备。

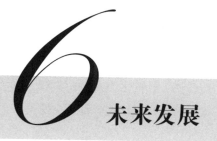

6 未来发展

CHAPTER SIX

作为一个非常年轻的学派，女性主义疗法未来的发展很可能会与其他具有较长历史的理论的发展进程类似。但由于女性主义疗法根植于女性主义政治理论与哲学，而它们也在不断探索当中，因此女性主义疗法的一些发展同样可能会因其批判性、政治性立场而具有独特性。女性主义疗法未来将面临的许多挑战并不新鲜，因为这些挑战将仍旧反映一个反霸权的、追求平等主义的草根模型为平衡文化要求而做出的努力，这些文化要求包括对社会规则的遵守，（模型因墨守成规而）具有可预测性，以及对治疗师的认证。其他一些挑战则反映了女性主义实践固有的政治立场及其对社会现实、权力及特权政治的回应，这些都是女性主义在父权环境下所持有的解放策略。

关于组织和资格认证的担忧

作为一个无创始人的、反阶级的平等主义理论，其面临的一个本质上的挑战是，在这最初的四十年里，很难创建一个有会员制的能为女性主义者颁发正式头衔的中央组织。女性主义疗法协会的内部人员仍旧很少，和当初的原计划一致；珍·贝克·米勒的顽石中心已经成为女性主义分支——关系－文化学派的培训基地，每年举办工作坊和会议，为人们提供关系－文化疗法培训，但对女性主义其他学派，目前已经没有类似的能提供长期培训的机构了。许多女性主义治疗师都与这两个组织无关，因此无法控制其治疗质量。同时，能确保（自认的）女性主义治疗师实践一致性的方式也少之又少。值得注意的是，在这种明显缺乏凝聚力的情况下，至少女性主义疗法的书面记录反映了治疗的高度一致性。与女性主义在 20 世纪 60 年代后期初生时一样，在 21 世纪的第一个十年里，当女性主义治疗师聚集在一起或是阅读彼此的作品时，来自不同作者或会议的女性主义疗法理论仍旧清晰可见且相对一致。即便没有人为治疗程序制定统一的执行标准或正式确定诊断标准，女性主义治疗师作为一个松散的集体似乎一直在自主行动，为学科实践的成长掌舵护航。

虽然缺少一个能让治疗师回溯自己的分析的核心人物，但第一代精神分析理论家和治疗师的遭遇也是如此，精神分析早期阶段经历的事态与女性主义疗法当前经历的事态几乎一样。而几乎所有女性主义疗法创始人和理论家们，以及许多早期自认为是女性主义实践者的人仍然活着，且仍然在为如今的女性主义疗法写作，教书，提供培训。因此，女性主义治疗师之间如果存在明显的凝聚力，那么它最有可能反映的是第一波女性主义思想者带来的持久的，且仍旧相当个人化的影响。举例来说，关于女性主义实践的所有商业化培训视频都还在以女性主义疗法协会的创始人作为卖点。虽然第一代的某些重要成员已然逝世（在女性主义疗法领域最值得提起的是阿德里安娜·史密斯，她是女性主义疗法协会的创始人之一），她们的成就通过积极参与塑造该领域的同辈或同事持续地影响着我们。

随着第一代成员的老去、退休以及逝世，事态也在不断变化发展。因此，该反霸权模型未来的一个必要发展是为女性主义实践创造某种边界维系机制。这很可能以资格认证组织的形式出现，就像现在的 EMDR 一样，要求一定时长的培训和督导下的实践，保留认证还需接受继续教育。或者，通过将女性主义疗法认定为心理学下的一个专业来实现。这一任务自 20 世纪 90 年代后期以来一直在女性心理学分会的支持下进行，而女性心理学分会的领导者则是罗伯塔·纳特和帕米·拉雷默。（希望了解关于美国心理学会是否认可女性主义实践专业地位的最新进展的读者可参看《女性主义心理学家》，这是女性心理学分会的通信杂志。）另一协会——女性主义疗法协会（其创建的伦理守则已被许多女性主义治疗师认可为一份共识文件；该文件有意识地制订了最高水准要求，而非强制性的标准要求），很可能将继续壮大并担负起更大的责任。直至今天，女性主义疗法协会对行业的影响在很大程度上来源于其赞助创建的女性主义疗法协会伦理守则及其他几本来自其年度会议的、举足轻重的女性主义疗法理论及伦理著作（Ballou, Hill, & West, 2008; Hill & Ballou, 2005; Lerman & Porter, 1990; Rave & Larsen, 1995; Rosewater & Walker, 1985）。

　　许多女性主义治疗师表达过对培训机构的期待，她们希望看到一个能在研究生阶段和博士后阶段提供女性主义实践课程的机构。这种机构可以与珍·贝克·米勒中心类似，在女性主义实践领域接受过培训的治疗师将能获取参与量质兼备的项目的机会。女性心理学分会在 20 世纪 90 年代尝试过开发这样一种继续教育项目，但由于入学率较低（也可能是由于本书作者的原因，或是该项目的组织者计划欠佳），该项目没有成功。这处空白是女性主义疗法领域持续时间最长的问题之一，作者在 1994 年讨论女性主义疗法未来发展时亦对此进行了评论。目前，有零星而非系统的女性主义实践培训机会，这种培训通常以简短的继续教育工作坊的形式出现，工作坊要么在会议中开展，要么单独开展；或者，通过女性主义教职人员在研究生项目中开展相关课程的形式出现。需要承认的是，创建此种培训机构似乎是女性主义疗法未来发展的一部分。这种机构可以是已经存在于某物理空间的机构，也可以从头开始招募和筛选教师，开发课程，并通过一个中心组织来提供某种有序的教育计划，教授方式可以是传统面对面的方式，也可以是网络课程的方式。

女性主义疗法是一项整合性的心理疗法

　　女性主义疗法的未来还将包括日益融入技术整合实践的主要模

式行列。如此处所述，女性主义学者在学术界还未受到热烈的欢迎，且许多心理治疗与咨询教科书仍常常忽视女性主义话题。不过，许多有影响力的常用的心理治疗研究生阶段教科书，例如施奈德和英格拉姆（Snyder & Ingram，2005）、普罗查斯卡和诺克罗斯（Prochaska & Norcross，2003）以及科里（Corey，2005）所著的教科书，已经开始提到女性主义疗法了。随着受实证支持的治疗关系框架被越来越多地用来评估女性主义实践效果，女性主义疗法将赋权立场整合进一系列理论中的能力将得到提升并促进这些整合模型的发展。就像今天的认知疗法与心理动力学疗法已经拥有了几种不同的整合式分支，未来，女性主义疗法与其他模型的互动亦能够孕育出与众不同的整合疗法。

来自不断变化的政治社会环境的影响

　　社会与政治环境中发生的变化亦将影响女性主义疗法在近期或未来的发展路径。在我写下这本书的同时，美国新上任的总统巴拉克·奥巴马提出了一项国家医疗保健计划，因国会最近投票要求给予心理健康领域平等的保险服务，这项计划很可能将涵盖心理健康保健服务。如果医疗改革成为现实，女性主义治疗师将是否得以或如何参与该过程仍然是未知的。加拿大女性主义治疗师的例子具有一定的指导性；在加拿大，精神科医生提供的心理健康服务被纳入加拿大国家医疗保健系统，但心理学家、社会工作者，或咨询师提供的心理治疗却被排除在外。于是，许多非精神科女性主义治疗师在以女性主义为主的政府机构或政府资助的女性主义项目中工作，不过，她们提供的心理治疗和美国女性主义治疗师普遍提供的治疗大相径庭（Susan Armstrong，2007）。

女性主义疗法是否将被纳入国家医疗保健计划，甚至私人执业的女性主义治疗师是否还能像现在一样提供治疗都是无法预测的。私人执业正是女性主义赋权策略的一种体现，如果当前的社会条件有所变化或是被取缔，那么女性主义疗法将寻求其他的途径来实现其为来访者赋权并创造女性主义意识的终极目标。

虽然在过去的几十年里，美国社会中的歧视现象逐渐趋于隐晦，本世纪头十年来媒体报道出来的厌恶偏见（Dovidio，2001）事件表明，公然表达的偏见和偏见犯罪似乎在不断增加。性侵发生率并没有随着时间的推移而减少，但能用于帮助性别化偏见犯罪受害者的资源和专项拨给暴力受害者的资金却大幅下降。这些令人担忧的社会趋势与女性主义疗法分析息息相关，因此女性主义疗法未来发展的一个可能的方向是从根基处入手，利用如今的洞察力和知识来回顾女性主义心理学家及心理治疗师在 20 世纪六七十年代充满偏见的政治社会现实中发展出来的策略。

下一代女性主义疗法

　　女性主义在不断地变化，随着它的变化，女性主义疗法亦将反映这些转型。目前，第四代美国女性主义者的全球化意识不断增强，相比此前，他们越来越关注社会地位的影响，因此，他们对早期女性主义建构中的本质主义遗留提出了更深刻的挑战。这一新浪潮对新一代的女性主义治疗师来说是一个严峻的考验，因为许多对目前的女性主义分析有重要意义的分类，届时将不再切题。新一代的女性主义治疗师在许多情况下站在后现代分析的立场上提供治疗，他们质疑所有的社会构念并认为这些构念都是易变的。女性主义内部也越来越欢迎跨性别者，数量不断增长的跨性别女性主义治疗师正是对该趋势的体现。在 20 世纪 80 年代中叶本质主义盛行之时，跨性别现象受到一些女性主义思想者的攻击，他们认为这是男性（带有 Y 染色体的人）用以跻身"真正的女性"（不带 Y 染色体的人）之间的策略，而这将破坏女性团结（Raymond，1979）。如今一些大型女性集会，例如密歇根女性音乐节，仍然坚持宣传自己是"生而为女之女性"，并同时排斥跨性别女性（出生时为男性）以及跨性别男性（出生时为女性）。这表明了本质主义对生理性别和性别的建构思想仍旧在女性运动的某些角落占有主导地位。

　　不过，对不断壮大的年轻一代女性主义者来说，他们的成长伴随着"性别仅仅是一个社会构念"这一观点，因此，他们对本质上的女性特征和男性特征持高度怀疑的态度。例如，身为跨性别男性的女性主义治疗师目前也积极地活跃在心理学女性协会中。对有关生理性别和性别文化规范（包括那些老一代女性主义治疗师坚持的规范）的激进颠覆，也许会迎来新的女性主义疗法理论。如果生理性别不再被视为比性别更重要，而只是一种与躯体状态相关的现象，且这种现象能通过生理或法律手段进行改变，那么女性主义疗法理论亦将被改写，从而反映对这些最基本准则的新式理解。

自我物化理论：一个内化压迫的模型

年轻一代女性主义治疗师（指目前年龄在 35 岁以下）在发展用以理解性别身份和身份发展的模型方面亦开始独挑大梁。自我物化理论（Fredrickson & Roberts，1997）在很大程度上脱胎于对女性进食障碍和极度担心身体形象的研究。该理论为理解 21 世纪充满性别歧视的父权文化中身份的发展提供了一个新的女性主义模型。它认为，人们将自己（通过生理性别、基因表型等）被物化的方式内化，包括那些与某一组群联系起来的表面上很积极的形象，例如吸引力。由此一来，这种被内化的物化方式在内心制造出一个严苛而有性别歧视的观察者，该观察者进一步基于自我是否达到这些内化的标准（达到则是成功，未达到则是失败）而对自我进行批判，而这就是自我物化。在一个充满性别歧视的文化环境中，例如今天的美国，这些堂而皇之妨碍人们尽情享受生活的阻碍不仅没有被取缔，反而还被法律保护起来。相比起建立在充满公然性别歧视的社会环境的早期模型来说，自我物化理论也许提供了一种更好的方式来理解人们生活中持续存在的被内化的压迫。

弗雷德里克森和罗伯茨（Fredrickson & Roberts，1997）利用女性因身材大小及所摄取的食物而体验到的羞耻感和焦虑感作为数据源来发展她们的自我物化构念。她们认为，这种自我观念将导致人们习惯性地、严酷地监测自己的身体。而这又进一步使女性更容易产生羞耻感和焦虑感，并让她们脱离对内在身体状态的感知，造成在躯体和内心领域的联结性的失权。弗雷德里克森和罗伯茨用这一范式侧面解释了为何女性在特定的身体发生正常变化的阶段，例如青春期、孕期，以及更年期会体验到更强的痛苦感和更多的机能失调。研究似乎也支持了该模型提出的假设。虽然研究通常都在关注女性与其体重、身体，以及食物之间的关系，但它亦能成为一种有前景的策略，用以理解令人嫌恶的现代父权制是如何呈现在人的内心世界的。

相比第一代女性主义疗法创始人，如今的女性主义治疗师群体变得越来越多样化，因此多重身份模型也在不断发展。拥有混血表型的、自认为的性别是酷儿的、自己是移民或者来自发展中国家而非欧洲移民家庭的、自认为来自贫困工薪阶层的女性主义治疗师们，都把自己的声音和经历带到女性主义疗法中来了。

　　与此同时，第一代女性主义治疗师亦将来自发展中国家或在发展中国家进行实践的女性主义治疗师的深刻见解带到北美的同事中间来（Kaschak，2007；Norsworthy，2007）。这种信息传递的方向正在为女性主义疗法创造一个新的中心。在美国和欧洲霸权文化之外的国家和文化中开展的本土女性主义实践，正是最激进的，也因此最有可能为女性主义带来革新的进步力量。这些模型要求发达国家的女性主义治疗师在生存、观察、倾听和认知方式上接受西方社会以外的信息带来的影响。这项工作亦使人们意识到欧裔美国女性主义及发达国家女性主义对发展中国家女性主义的殖民以及殖民思想。来自不同文化的女性主义治疗师以自己的经验来解析身份，有效地颠覆了性别、生理性别、文化，以及身份等这些影响女性主义实践的概念，他们因此而拓展了下一代美国女性主义治疗师的工作。

　　提到将未经审查的殖民思想带到治疗师为个体提供的治疗中并进行讨论这一范式，只有那些在心态上被欧洲及美国殖民力量强行左右过的人才最有发言权，而这种范式已经开始在女性主义实践对权力和赋权概念化的过程中占取一席之地。如果治疗师坚持使用某些策略来理解那些根本不存在于来访者现实中的经历（无论是关于身份还是痛苦的经历），那么这个治疗师就表现得像一个殖民者一样了。这一比喻有力地挑战了在心理治疗领域占主导地位的文化，亦使女性主义疗法文化能够更诚实地面对"殖民者"这一标签，而这也是当下的女性主义实践需要改进的地方。

国际化的声音，尤其是那些抵抗西方世界殖民行为的群体的声音，对作为一门学科的女性主义疗法和作为一个个实践者的女性主义治疗师提出了挑战，它们邀请我们来正视并解构我们关于现实的又一层假设。这鼓励着女性主义治疗师与理论家对这些假设进行更深层次的挖掘，同时更富创造性地去理解，更细致地去分析，帮助人们获取更大的个人权力意味着什么，平等主义又意味着什么。举例来说，给出诊断是一个殖民的过程吗？在这个过程中我们用一个由心理健康专业人士制造的标签来取代个体用以描述他们自己经历的词汇。如果是的话，这又如何进一步挑战无法避免使用诊断标签的女性主义治疗师呢？

对这种女性主义疗法认识基础的"受精"将最终迎来开花、结果，而那些与第一代女性主义者（她们大多是欧裔美国人或在美国出生的有色人种女性，且大多出生于第二次世界大战后的美国大萧条后期）所创造的实践有着本质差异的女性主义实践模型就是这些硕果。由于女性主义持续地将自己创造出来的批判性分析标准应用在自己身上，未来的模型发展不仅要，而且必须要批判创始一代的立场和观点。

男性为女性主义实践带来的影响

我们对男性女性主义治疗师为整个领域带来的影响知之甚少。

虽然男性参与女性主义治疗的历史已经有几十年了，直到 21 世纪初期他们才作为实践者受到明确的欢迎。身为女性主义者的男性同样参与意识觉醒的过程，像 40 年前的女性一样，意识到父权制给他们的生活带来的畸形影响。男性作为父权社会受害者或受益者的经历明显不同于女性的经历，由男性提供的女性主义治疗和男性作为来访者接受的女性主义治疗，都将为理解父权制运作方式带来新的不同的信息。身为女性的女性主义者对父权制进行理论化时是从它的边缘入手，而身为男性的女性主义者对父权制进行理论化时则将从其来自中心的威胁入手（Levant & Silverstein，2005）。那些不是主导群体成员的男性——有色人种男性、同性恋或双性恋男性、身患残障的男性等——同样体验着某种形式的多重身份发展过程，这种发展过程因他们在父权等级制下拥有某些而非全部主导群体成员的特征而具有独特性。男性为抵抗父权制而付出的代价也和女性付出的代价不同。举例来说，这种抵抗常常被认为是对男性气质的背叛，而这也是莱温特和西尔弗斯坦定义下的男性"性别角色压力"。女性主义疗法对男性痛苦和失调的理解需要建立在厘清被界定为"背叛"和"不忠"对男性带来的意义和影响之上。所有这些了解和体验的方式都才刚刚进入女性主义框架，而每一种都很可能为女性主义实践带来某些未知的转变。

后现代，不是后女性主义

社会中存在着这样一种说法，即女性主义已经达成了其既定目标，所以我们现在处在后女性主义时代。这种观点将抹煞心理治疗中女性主义观点的价值。表面上看，许多女性主义目标，尤其是改革派女性主义目标，在受教育的中产阶级欧裔美国人群中，正在向达成迈进。越来越多的女性开创了自己的事业，包括心理学；越来越多的女性处在高位、手握体制化的权力。限制女性参与文化创造的各个方面的法律已经被废除，而男性作为家长也更愿意进入育儿的角色中去。

但是，对大多数美国文化和世界上大多数国家而言，这些进步在与持续存在的性别歧视、厌女症，以及类似的压迫势态的对比中相形见绌。性别化的刻板印象继续横行，而不符合主流的性别取向，尤其对于男性来说，仍旧会带来无尽的羞辱，有时甚至会引来公然的身体攻击。种族歧视、阶级歧视、性取向歧视、体能歧视、年龄歧视，以及反移民偏见，这些都是流行文化的代名词，在人们的生活中可见可感。滥用权力和特权的等级制度仍旧是所有人面临的社会现实。公然的、危险的、以性别为基础的压迫发生在世界的每个角落。为了获取性资源和劳动资源，针对贫困儿童、女性及来自发展中国家的男性的贩卖正在增加。仅仅是因为在今天的西方社会这一切都以厌恶偏见的形式存在了，并不代表这一切就不再发生了，也并不代表厌恶偏见比四十年前的公然偏见带来的毒害更少。

　　实际上，对厌恶偏见的研究表明，随着父权制变得更加文明，其威胁变得不那么张扬，它对人们的伤害反而增加了，因为人们对其破坏性进行防御的意识疲软了。那些在工作场所、受教育场所遭遇"玻璃天花板"或厌恶偏见歧视的人的经历就可以说明这一点。人们以为规则已经改变了，所有有能力的人都会受到欢迎，但当父权制惯有的偏见暴露出来时，以为在这些规则下能够享受公平待遇的人深深地感觉自己遭到了背叛，人们悲伤而失落，甚至怀疑自己存在的意义。对这些人来说，或者对所有寻求治疗的人来说，女性主义目标还远未达成；以揭露父权现实和启发来访者认清这些现实为己任的女性主义疗法，继续为治愈痛苦做出有价值的贡献。

一个持续存在的问题：治疗真的能是女性主义式的吗？

　　很少有其他社会运动发展出自己的心理治疗分支，而几乎从一开始女性主义疗法就受到女性主义者的批判，因为女性主义者认为这不过是另一种安抚女性的方式，只不过这次这种披着女性主义说辞外衣的方式更加危险。英国女性主义心理学家西莉亚·基辛格和瑞秋·帕金斯（Lelia Kitzinger & Rachel Perkins，1993）就建议停止为心理治疗实践贴上女性主义标签。她们认为，在心理治疗上花的

时间恰恰是对女性主义社会变革目标的偏离；她们还认为，任何一
种本质上不平等的关系都无法孕育出女性主义意识。近来，达纳·贝
克（Dana Becker，2005）作为一位女性主义治疗师批判了一种观
点，这种观点认为在内心领域的赋权才能真正地帮助女性，同时认
为心理治疗作为一种主要由欧裔美国人创造出来的产业，无法为在
多个方面深受压迫并被边缘化的人们带来力量。贝克写道，诚然，
许多自认为是女性主义治疗师的人对心理治疗实践中的政治本质理
解甚浅，她们的实践更像一开始占主导地位的"女性为女性提供治
疗"模型。不得不说，在以英语为主导的北美为女性主义疗法从业
者提供工作坊培训的十多年来，我也产生了类似的担忧（Brown，
1994）。

这些批判为女性主义疗法作为一种女性主义产业的可持续发展
指明了方向。首先，在开发和传播教育培训材料时，这些材料要反
映出女性主义实践的政治根源；同时，在影响人类生活的更大的社
会政治现实背景下，继续以批判的视角来看待心理治疗具有重大意
义。正如本书之前所述，女性主义治疗师必须成为知识与伦理共同
体的一部分，无论该共同体发生在实际还是虚拟的环境中，治疗师
都能够接触到心理治疗以外的女性主义理论，由此一来，心理治疗
的政治意义得以深化，而治疗本身也能避免退行成"女性主义者提
供的心理治疗"。为推动女性主义疗法在未来的发展，女性主义政
治家必须保有自己作为试金石的地位，而那些教导、书写和监督女
性主义治疗的人必须愿意保持警惕，以防止偏离此种以上述认知为

核心的范式。

在提供女性主义疗法时，将女性主义理论应用集治疗的改变过程中，应用到为治疗师和来访者赋权的过程中，这些都是如此地令人振奋，而这种振奋感将在未来的几十年里支持该领域持续地繁荣发展。

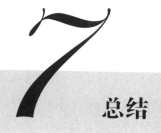

7

总结

CHAPTER SEVEN

女性主义疗法以一种抗议及一种革命性的实验为起点，逐渐改变了心理治疗实践的面貌。它激进地强调平等主义和为来访者赋权，它密切地关注性别、权力和社会地位，因为它们是人类生活中痛苦与韧性的影响因素，它不断接近自己定下的目标。女性主义疗法理论和实践正处在向下一发展阶段迈进的边缘。女性主义治疗师和理论家在努力保持自己激进和颠覆态度的同时，希冀能够影响并参与主流心理治疗。正如本书作者最近写道：

> 为了实现我们的愿景，我想提醒大家，我们不能忘记女性主义实践仍然属于一种外部立场。跻身主流理论行列对女性主义实践来说存在巨大的威胁；如果我们期冀被接受，我们亦冒着被同化的风险……女性主义者必须不断地自省以警惕任何自满的苗头，同时警惕任何将激进的、有破坏性的声音剔除出我们话语的趋势。在这个声称没有领导的世界，我们这些被推向领导地位的人必须愿意承担风险，利用我们的声望和特权，在研究、实践以及教育等每一个有女性主义者参与的领域为女性主义方法谋权求益（Brown，2005，p. 9）。

女性主义疗法为其实践者感受人类痛苦提供了一个独特而有力量的方式。即使是一位没有立即被女性主义政治分析吸引的治疗师，也能从一系列女性主义疗法理论构念中获取有用的信息并将其整合进自己偏好的模型中。例如，在与创伤幸存者的工作中，虽然女性主义视角并不是必需的，但将几个女性主义构念融合进治疗中能够为在创伤中受损、经历了极端失权的来访者增强权能感，从而提升其他任意被使用的受实证支持的心理治疗疗效。同样地，认知疗法假定治疗师和来访者之间存在合作关系，而女性主义疗法也许能够协助治疗师通过更仔细地分析他的治疗方法从而深化与来访者之间的合作。由于女性主义疗法本身在技术上高度整合，它有潜力成为一个关涉治疗师与来访者关系的上级模型，为不同取向的治疗师提供治疗启示。

21世纪的女性主义疗法和女性主义治疗师面临着这样一个问题，即我们对生理性别和性别的理解，对权力和关系的理解，以及对社会政治环境的理解将如何改变我们的实践。每位女性主义治疗师都在重新观察，他是如何邀请寻求其帮助的人找到变得更有权力的方式的；每位女性主义治疗师也都为理论发展和实践发展带来了自己对压迫、权力、特权的独特体验，一同而来的还有来访者倾注给他们的集体智慧。作为一个心理治疗模型，女性主义疗法持续强调这一观点：心理治疗能够，并且应该具有解放性；解放不只意味着脱离痛苦，更意味着拥有了解并为个体感受到的压迫及快乐命名的权力。在这个世界，用以窃取个人及政治权力的方式越来越新颖，越来越微妙，女性主义疗法提供了一种理论，用以细察这些由文化时事引起的无法避免的痛苦，它还提供了一种范式，用以孕育能够容纳赋权的关系。

关键术语

生理、心理、社会、精神灵性（BIOPSYCHOSOCIAL/SPIRITUAL） 一个关于人类行为与发展的模型，强调生理因素、内心体验、心理社会及环境因素，以及精神灵性 - 存在体验对人类行为与发展的同等贡献。该模型还认为这四个领域在不断的交互作用中影响人类行为。

意识觉醒（CONSCIOUSNESS–RAISING） 个体意识到她或他遭受压迫且该压迫并非来源于个人缺陷而是由文化规范造成的，这一过程被称作意识觉醒。

平等主义（EGALITARIAN） 一个心理治疗关系模型，该模型在意识到治疗关系内存在权力不平等的同时利用系统性的策略使得权力更加平衡。

赋权（EMPOWERMENT） 指个体（a）意识到，并能够使用已有的权力或（b）拥有新的获取权力的途径，这两种过程中的任一种即赋权。

女性主义（FEMINISM） 以消除性别歧视、平等分配权力和资源为目标的社会运动。

女性主义意识（FEMINIST CONSCIOUSNESS） 经意识觉醒而觉察到的性别压迫。

发达国家 （GLOBAL NORTH[1]） 欧洲、冰岛、美国、加拿大、日本、澳大利亚、新西兰；没有现代殖民历史或完全被欧洲殖民的工业化国家。

---

[1] 该术语在本书中已被译为"发达国家"。——译者注

发展中国家（GLOBAL SOUTH[1]） 指代常被称作"发展中"的国家，以及位于南亚、东南亚、中美洲以及非洲的此前被殖民过的国家；这些国家通常未经历过工业化过程，其自然和人力资源遭到发达国家的剥削。这些国家的人群在基因表型方面拥有明显的深色调。

权力（POWER） 对自我或他人造成影响的能力。

父权制（PATRIARCHY） 一种通过社会体制赋予与男性气质相关的特质以特权的社会等级制度。

女权主义第二次浪潮（SECOND WAVE FEMINISM） 指在 20 世纪 60 年代后期及 20 世纪 70 年代早期由在美国和其他发达国家的欧裔美国女性掀起的女性主义运动；有时被其支持者称作"女性解放"。

社会地位（SOCIAL LOCATION） 指社会身份及公共身份的常见标记，包括性别、基因表型、文化、社会阶层、性取向、残障、年龄、本土文化遗留、同时代群体、宗教或精神灵性归属、身材大小及吸引力。

象征关系（SYMBOLIC RELATIONSHIP） 一种与移情、反移情相似的构念，包括每位个体实际拥有及被认为拥有的社会地位所带来的象征意义，以及当前社会和政治现实对这些意义的持续影响。

---

[1] 该术语在本书中已被译为"发展中国家"。——译者注

推荐阅读

Ballou,M.,& Brown,L. S. (Eds.).(2002). *Rethinking mental health and disorder: Feminist perspectives*. New York: Guilford.

Ballou, M., Hill, M., & West, C. (Eds). (2008). *Feminist therapy theory and practice*. New York: Springer.

Brown, L.S. (1994). *Subversive dialogues: Theory in feminits therapy*. New York: Basic Books.

Chesler,P.(1972). *Women and madness*. Garden City, NY: Doubleday.

Enns, C.Z.(2004). *Feminist theories and feminist psychotherapies: Origins, themes and variations*. Binghampton, NY: Haworth Press.

Kaschak, E(1992). *Engendered lives*. New York: Basic Books.

Lerner, G.(1993). *The creation of feminist consciousness*. New York: Oxford University Press.

Miller, J. B. (1976). *Toward a new psychology of women*. Boston: Beacon Press.

Rosewater, L. B., & Walker, L. E. A. (Eds.). (1985). *Handbook of feminist therapy: Women's issues in psychotherapy*. New York: Springer.

Worell, J., & Remer, P. (2003). *Feminist perspectives in therapy: Empowering diverse women*. New York: Wiley.

参考文献

Ackerman, R. J., & Banks, M. E. (2007). *Ackerman-Banks neuropsychological rehabilitation battery*. Akron, OH: Abackans.

Adleman, J. (1990). Necessary risks and ethical constraints: Self-monitoring on values and biases. In H. Lerman & N. Porter (Eds.), *Feminist ethics in psychotherapy*(pp.113-122). New York: Springer.

Adleman, J., & Enguidanos, G. (Eds.). (1995). *Racism in the lives of women*. Binghampton, NY: Haworth Press.

Alexander, C. (1977). *A pattern language*. New York: Oxford University Press.

Alpert, J. L (Ed.). (1986). *Psychoanalysis and women: Contemporary reappraisals*. Hillsdale, NJ: Analytic Press.

American Psychiatric Association. (2000). *Diagnostic and statistical manual of mental disorders* (4th ed., text revision). Washington, DC: Author.

Anderson, G., & Hill, M. (Eds.). (1997). *Children's rights, therapist' responsibilities*. New York: Haworth Press.

Ballou, M. (1990). Approaching a feminist-principled paradigm in the construction of personality theory. In L. S. Brown & M. P. P. Root (Eds.), *Diversity and complexity in feminist therapy* (pp.23-40). New York: Haworth Press.

Ballou, M, & Brown, L. S. (Eds.). (2002). *Rethinking mental health and disorder: Feminist perspectives*. New York: Guilford.

Ballou, M., & Hill, M. (2008). The context of therapy: Theory. In M. Ballou, M. Hill,& C. West (Eds.), *Feminist therapy theory and practice* (pp.1-8). New York: Springer.

Ballou, M., Hill, M., & West, C. (Eds). (2008). *Feminist therapy theory and practice*. New York: Springer.

Banks, M. E., & Ackerman, R. J. (1997). *Post-assault traumatic brain injury interview and checklist*. Akron, OH: Abackans.

Becker, D. (2005). *The myth of empowerment: Women and the therapeutic culture in America*. New York: NYU Press.

Bem, S. L.(1993). *The lenses of gender: Transforming the debate on sexual inequality*. New Haven, CT: Yale University Press.

Benjamin, J. (1998). *The bonds of love: Psychoanalysis, feminism, and the problem of domination*. New York: Pantheon.

Berman, J. S. (1985). Ethical feminist perspectives on dual relationships with clients. In L. B. Rosewater & L. E. A. Walker (Eds.), *Handbook of feminist therapy: Women's issues in psychotherapy* (pp. 286-296). New York: Springer.

Bernardez, T. (1995). By my sisters reborn. *Women & Therapy*, 17,55-70.

Bobo, L. (2001). Racial attitudes and relations at the close of the century. In *America becoming: Racial trends and their consequences, Vol. 1*. Retrieved October 11, 2007, from http://www.nap.edu.

Bograd, M. (Ed.). (1991). *Feminist approaches for men in family therapy*. New York: Haworth Press.

Bohart, A. C. (2005). The active client. In J. Norcross, L. Beutler, & R. Levant (Eds.), *Evidence-based practices in mental health: Debate and dialogue on fundamental questions* (pp.218-226). Washington, DC: American Psychological Association.

Brabeck, M. M. (Ed.). (2000). *Practicing feminist ethics in psychology*. Washington, DC: American Psychological Association.

Brodsky, A. M. (1973). The consciousness-raising group as a model for therapy with women. *Psychotherapy: Theory, Research, and Practice, 10*,24-29.

Brodsky, A. M., & Hare-Mustin, R. (Eds.). (1980). *Women and psychotherapy*. New York: Guilford.

Brooks, G.(1998). *A new psychotherapy for traditional men*. San Francisco: Jossey-Bass.

Broverman, I. K., Broverman, D. M., Clarkson, F., Rosenkrantz, P., & Vogel, S. (1970). Sex role stereotyping and clinical judgments of mental health. *Journal of Consulting and Clinical Psychology, 45*, 250-256.

Brown, L. S. (1986). From alienation to connection Feminist therapy with posttraumatic stress disorder. *Women & Therapy*, 5, 13-26.

Brown, L. S. (1990). Structuring the business of feminist therapy responsibly. In H. Lerman & N. Porter(Eds.), *Feminist ethics in psychotherapy.* New York: Springer.

Brown, L.S (1991). Ethical issues in feminist therapy: Selected topics. *Psychology of Women Quarterly*, 15, 323-336.

Brown, L.S.(1992a). A feminist critique of the personality disorders. In L. S. Brown & M. Ballou (Eds.), *Theories of personality and psychopathology: Feminist reappraisals* (pp.206-228). New York: Guilford.

Brown, L.S.(1992b). Until the revolution comes: Towards a lesbian feminist psychotherapy. *Feminism and Psychology, 2*,239-254.

Brown, L.S. (1994). *Subversive dialogues: Theory in feminist therapy.* New York: Basic Books.

Brown, L.S. (1999). Feminist ethical considerations in forensic practice. In M. Brabeck (Ed.), *Practicing feminist ethics in psychology.* Washington, DC: American Psychological Association.

Brown,L.S.(2000). Discomforts of the powerless: Feminist constructions of distress. In J.D. Raskin & R. A. Neimeyer (Eds.), *Constructions of disorder* (pp.297-308). Washington, DC: American Psychological Association.

Brown, L.S.(2002). Feminist therapy and EMDR: A theory meets a practice. In F. Shapiro (Ed.), *EMDR as an integrative psychotherapy approach: Experts of diverse orientations explore the paradigm prism.* Washington, DC: American Psychological Association.

Brown, L.S. (2004). Feminist paradigms of trauma treatment. *Psychotherapy: Theory, Research, Practice, Training, 41*, 464-471.

Brown, L.S. (2005). Still subversive after all these years: The relevance of feminist therapy in the age of evidence–based practice. *Psychology of Women Quarterly*, 30.15-24.

Brown, L.S. (2006, May). *Feminist therapy with difficult and challenging clients.* Invited workshop presented for the Chinese Guidance and Counseling Association, Taipei, Taiwan.

Brown, L.S. (2006, August). *Swimming as a feminist.* Invited presentation, American Psychological Association 114th Annual Convention, New Orleans, LA.

Brown, L.S.(2007). Feminist therapy as a meaning–making practice: Where there is no power, where is the meaning? In. K. Schneider (Ed.), *Existential-integrative psychotherapy: Guideposts to the core of practice*, (pp. 130-140). New York: Routledge.

Brown, L.S., & Ballou, M. (Eds.). (1992). *Personality and psychopathology: Feminist reappraisals*. New York: Guilford.

Brown, L.S., & Ballou, M. (2002). Preface. In M. Ballou & L. S. Brown (Eds.), *Rethinking mental health and disorder: Feminist perspectives* (pp. xi–xx). New York: Guilford.

Brown, L. S., & Bryan, T. C. (2007). Feminist therapy and self-inflicted violence. *Journal of Clinical Psychology: In Session, 63*, 1121-1133.

Brown, L. S., & Freyd, J. J. (2008). PTSD criterion A and betrayal trauma: A modest proposal for a new look at what constitutes a danger to self. *Trauma Psychology Newsletter, 3*(1), 11-15.

Brown, L. S., & Root, M. P. P. (Eds.). (1990). *Diversity and complexity in feminist therapy*. New York: Haworth Press.

Burgess, A. W., & Holmstrom, L. L. (1978). Recovery from rape and prior life stress. *Research on Nursing and Health, 1*, 165-174.

Caplan, P. (1995). *They say you're crazy: How the world's most powerful psychiatrists decide who's normal*. New York: Addison Wesley.

Caring, M., Cook, C., Feinstein, G., Fodor, I. G., Friedman, Z., Gerstman, A., et al. (1993). *Adding women's voices: Feminism and Gestalt therapy*. Retrieved October 10, 2007, from http://www.g– gej.org/3-1/women.html.

Carmen, E., Reiker, P. P., & Mills, T. (1984). Victims of violence and psychiatric illness. *American Journal of Psychiatry*, 14, 367-383.

Chandler, R., Worell, J., Johnson, D., Blount, A., & Lusk, M. (1999, August). Measuring long-term outcomes of feminist counseling and psychotherapy. In J. Worell (Chair), *Measuring process and outcomes in short-and long-term feminist therapy*. Symposium presented at the annual meeting of the American Psychological Association, Boston.

Chesler, P. (1972). *Women and madness*. Garden City, NY: Doubleday.

Chesler, P. (1995). A leader of women. In P. Chesler, E. D. Rothblum, & E. Cole (Eds.), *Feminist foremothers in women's studies, psychology and mental health* (pp. 1-24). New York: Haworth Press.

Chesler, P., Rothblum, E. D., & Cole, E. (Eds.). (1995). *Feminist foremothers in women's studies, psychology and mental health*. New York: Haworth Press.

Chodorow, N. (1978). *The reproduction of mothering: Psychoanalysis and the sociology of gender*. Berkeley: University of California Press.

Chodorow, N. (1989). *Feminism and psychoanalytic theory*. New Haven, CT: Yale University Press.

Cole, K., Sarlund-Heinrich, P., & Brown, L. S. (2007). Developing and assessing effectiveness of a time-limited therapy group for incarcerated women survivors of childhood sexual abuse. *Journal of Trauma and Dissociation 8*,97-121.

Coleman, H.L.K. (1998). General and multicultural counseling competency: Apples and oranges? *Journal of Multicultural Counseling and Development, 26*, 147-156.

Comas-Díaz, L. (2000). An ethnopolitical approach to working with people of color. *American Psychologist, 55*, 1319-1325.

Comas-Díaz, L. (2006). Cultural variation in the therapeutic relationship. In C. Goodheart, A. Kazdin, & R. J. Sternberg (Eds.), *Evidence-based psychotherapy: Where practice and research meet* (pp.81-105). Washington, DC: American Psychological Association.

Comas-Díaz, L. (2007). Latino healing: The integration of ethnic psychology into psychotherapy. *Psychotherapy: Theory, Research, Practice, Training, 43*, 436-453.

Comas-Díaz, L. (2008). Spirita: Reclaiming womanist sacredness into feminism. *Psychology of Women Quarterly, 32*,13-21.

Comas-Díaz, L., & Greene, B. (Eds.). (1994). *Women of color*. New York: Guilford.

Constantine, M. (2002). Predictors of satisfaction with counseling: Racial and ethnic minority clients' attitudes toward counseling and ratings of their counselors' general and multicultural counseling competence. *Journal of Counseling Psychology, 49*, 255-263.

Contratto, S. (2002). A feminist critique of attachment theory and evolutionary psychology. In M. Ballou & L. S. Brown (Eds.), *Rethinking mental health and disorder: Feminist perspectives* (pp. 29-47). New York: Guilford.

Corey, G. (2005). *Theory and practice of counseling and psychotherapy*. New York: Brooks/Cole.

Courtois, C. (2000). *Recollections of sexual abuse*. New York: Norton.

Denmark, F. (1995). Feminist and activist. *Women & Therapy, 17*, 163-170.

Deutsch, H. (1944). *The psychology of women: A psychoanalytic interpretation, Vols. I and II*. New York: Grune & Stratton.

Dimen, M., & Goldner, V. (2002). *Gender in psychoanalytic space: Between clinic and culture*. Now York: Other Press.

Dinnerstein, D. (1976). *The mermaid and the minotaur: Sexual arrangements and human malaise*. New York: HarperCollins.

Dovidio, J. (2001). On the nature of contemporary prejudice: The third wave. *Journal of Social Issues, 57*, 829-849.

Dovidio, J. F., Gaertner, S. L., Kawakami, K., & Hodson, G. (2002). Why can't we just get along? Interpersonal biases and interracial distrust. *Cultural Diversity & Ethnic Minority Psychology, 8*, 88-102.

Duran, E., Duran, B., Brave Heart, M., & Yellow Horse-Davis,S. (1998). Post colonial syndrome. In Y. Danieli (Ed.), *Intergenerational handbook of multigenerational legacies of trauma* (pp.341-354). New York: Plenum.

Dutton, M. A. (1992). *Empowering and healing the battered woman.* New York: Springer.

Dworkin, A. (1981). *Pornography: Men possessing women.* New York: Perigee.

Enns, C.Z. (1992). Toward integrating feminist psychotherapy and feminist philosophy. *Professional Psychology: Research and Practice, 23*, 453-466.

Enns, C.Z. (2004). *Feminist theories and feminist psychotherapies: Origins, themes and variations.* Binghampton, NY: Haworth Press.

Espin, O.M. (1992). Roots uprooted: The psychological impact of historical/ political dislocation. *Women & Therapy, 13*, 9-20.

Essed, P. (1991). *Everyday racism: Reports from women of two cultures.* New York: Hunter House.

Faunce, P.S. (1985). A feminist philosophy of treatment. In L.B. Rosewater & L. E. A. Walker, (Eds.), *Handbook of feminist therapy: Women's issues in psychotherapy* (pp.1-5). New York: Springer.

Feminist Therapy Institute. (1990). Feminist Therapy Institute Code of Ethics. In H. Lerman & N. Porter (Eds.), *Feminist ethics in psychotherapy* (pp. 37-40). New York: Springer.

Feminist Therapy Institute. (2000). *Feminist therapy institute code of ethics.* Denver, CO: Author.

Fitzgerald, L.F., Swann, S., & Magley, V.J. (1997). But was it really harassment? Legal, behavioral and psychological definitions of the workplace victimization of women. In W. O' Donohue (Ed.), *Sexual harassment: Theory, research and treatment* (pp. 5-28). Boston: Allyn & Bacon.

Fodor, I. G. (1922). The agoraphobic syndrome: From anxiety neurosis to panic disorder. In L.S. Brown & M. Ballou (Eds.), *Personality and psychopathology: Feminist reappraisals* (pp. 175-205). New York: Guilford.

Fox, D., & Prilleltensky, I. (Eds.). (1997). *Critical psychology: An introduction.* London: Sage.

Franklin, A.J. (2020). *From brotherhood to manhood: How black men rescue their relationships and dreams from the invisibility syndrome.* New York: Wiley.

Fredrickson, B. L., & Roberts, T. A. (1997). Objectification theory: Toward understanding women's lived experiences and mental health risks. *Psychology of Women Quarterly, 21,* 173-206.

Freyd, J.J.(1996). *Betrayal trauma: The logic of forgetting abuse.* Cambridge, MA: Harvard University Press.

Ganley, A.L.(1991). Feminist therapy with male clients. In M. Bograd (Ed.), *Feminist approaches for men in family therapy* (pp.1-24). New York: Haworth Press.

Gartrell, N. (1995). Lesbian fights organized psychiatry. *Women & Therapy, 17,* 205-212.

Giddings, P. (1996). *When and where I enter: The impact of race and sex on black women's lives.* New York: Amistad.

Gilligan, C. (1981). *In a different voice.* Cambridge, MA: Harvard University Press.

Gilligan, C., Rogers, A. G., & Tolman, D. L. (Eds.).(1991). *Women, girls, and psychotherapy: Reframing resistance.* New York: Harrington Park Press.

Gold, S. N. (2000). *Not trauma alone.* Thousand Oaks, CA: Sage.

Gold, S. N., & Brown, L. S. (1997). Therapeutic responses to delayed recall: Beyond recovered memory. *Psychotherapy, 32,* 182-191.

Gold, S. N., & Elhai, J. (Eds.). (2008). *Trauma and serious mental illness.* New York: Haworth Press.

Greene, B. (1986). When the therapist is white and the patient is black: Considerations for psychotherapy in the feminist heterosexual and lesbian communities. *Women & Therapy, 5,* 41-65.

Greene, B. (1990). What has gone before: The legacy of sexism and racism in the lives of black mothers and daughters. In L. S. Brown & M. P. P. Root (Eds.), *Diversity and complexity in feminist therapy* (pp. 207-230). New York: Haworth Press.

Greene, B. (1992). Still here: A perspective on psychotherapy with African American women. In J. C. Chrisler & D. Howard (Eds.), *New directions in feminist psychology: Practice, theory and research* (pp.13-25). New York: Springer.

Greene, B. (2000). African American lesbian and bisexual women in feministpsychodynamic psychotherapy: Surviving and thriving between a rock and a hard place. In L. Jackson & B. Greene (Eds.), *Psychotherapy with African American women: Innovations in psychodynamic perspectives and practice* (pp.82-125). New York: Guilford.

Greenspan, M.(1983). *A new approach to women and therapy*. New York: McGraw-Hill.

Greenspan, M.(1995). On being a feminist and a psychotherapist. *Women & Therapy, 17,* 229-242.

Hall, R. L., & Greene, B.(2003). Contemporary African American families. In L.B. Silverstein & T.J. Goodrich (Eds.), *Feminist family therapy: Empowerment in social context* (pp. 107-120). Washington, DC: American Psychological Association.

Harden, J., & Hill, M. (Eds.). (1997). *Breaking the rules: Women in prison and feminist therapy*. New York: Haworth Press.

Hare–Mustin, R. (1978). A feminist approach to family therapy. *Family Process, 17,* 181-194.

Hare-Mustin, R. T., & Marecek, J. (1990). *Making a difference: Psychology and the construction of gender*. New Haven, CT: Yale University Press.

Hare-Mustin, R. T., Marecek, J., Kaplan, A. G., & Liss–Levinson, N. (1979). Rights of clients, responsibilities of therapist. *American Psychologist, 34,*3-16.

Hart, M. M. (2008). The context of therapy: Application. In M. Ballou, M. Hill, & C.West (Eds.), *Feminist therapy theory and practice* (pp.9–37).New York: Springer.

Harvey,M. R. (1996). An ecological view of psychological trauma and trauma recovery. *Journal of Traumatic Stress, 9,*3-24.

Hayes, S., Strosahl, K., & Wilson, K. (2003). *Acceptance and commitment therapy: An experiential approach to behavior change*. New York: Guilford Press.

Hays, P. A. (2001). *Addressing multicultural complexities in practice: A framework for clinicians and counselors*. Washington, DC: American Psychological Association.

Hays, P. A. (2008). *Addressing cultural complexities in practice: Assessment, diagnosis, and therapy*. Washington, DC: American Psychological Association.

Herman, J. L. (1981). *Father-daughter incest*. Cambridge. MA: Harvard University Press.

Herman, J.L. (1992). *Trauma and recovery*. New York: Basic Books.

Hill, C., & Knox, S. (2002). Self-disclosure. In J. C. Norcross (Ed.), *Psychotherapy relationships that work: Therapist contributions and responsiveness to patients* (pp. 255-266). New York: Oxford University Press.

Hill, M., & Ballou, M. (Eds.). (2005). *The foundation and future of feminist therapy*. New York: Haworth Press.

Hill, M., & Rothblum, E. D. (Eds.). (1996). *Classism and feminist therapy: Counting costs*. New York: Haworth Press.

Horney, K. (1967). *Feminine psychology*. New York: Norton.

Hrdy, S. B. (1990). Sex bias in nature and in history: A late 1980s re-examination of the "biological origins" argument. *Yearbook of Physical Anthropology, 33*,25-37.

Hyde, J. S. (2005). The gender similarities hypothesis. *American Psychologist, 60*,581-592.

Jack, D. C. (1991). *Silencing the self: Women and depression*. Cambridge, MA:Harvard University Press.

Jack D. C. & Ali, A. (Eds.). (2008). *Cultural perspectives on women's depression: Selfsilencing, psychological distress and recovery*. New York: Oxford University Press.

Jensvold, M. F., Halbreich, U., & Hamilton, J. A. (Eds.). (1996). *Psychopharmacology and women: Sex, gender, and hormones*. Washington, DC: American Psychiatric Press.

Jordan, J. (Ed.). (1997). *Women's growth in diversity: More writings from the Stone Center*. New York: Guilford.

Jordan, J. V., Kaplan, A. G., Miller, J. B., Stiver, I. P., & Surrey, J.L. (1991). *Women's growth in connection: Writings from the Stone Center*. New York: Guilford.

Karraker, H., Vogel, D.A., & Lake, M.A. (1995). Parents' gender-stereotyped perceptions of newborns: The eye of the beholder revisited. *Sex Roles, 33*, 687-701.

Kaschak, E. (1992). *Engendered lives*. New York: Basic Books.

Kaschak, E. (2007, August). Development of feminist psychotherapy in Costa Rica. In E. N. Williams (Chair), *International Perspectives on Feminist Multicultural Psychotherapy—Content and Connection*, Symposium presented at the Annual Convention of the American Psychological Association, San Francisco.

Khuankaew, O., & Norsworthy, K. (2005). Crossing borders: Activist responses to globalization by women of the Global South. *Occasional Papers on Globalization, 2*(2), 1-12.

Kihlstrom, J. F. (2005). Scientific research. In J. Norcross, L. Beutler, & R. Levant(Eds.), *Evidence-based practices in mental health: Debate and dialogue on fundamental questions* (pp. 23-30. Washington, DC: American Psychological Association.

Kitzinger, C., & Perkins, R. (1993). *Changing our minds: Lesbian feminism and psychology.* New York: NYU Press.

Klonoff, E. A., & Landrine, H. (1997). *Preventing misdiagnosis of women: A guide to physical disorders that have Psychiatric symptoms.* Thousand Oaks, CA: Sage.

Kravetz, D.(1978). Consciousness-raising groups in the 1970s. *Psychology of Women Quarterly, 3*, 168-186.

Kutchins, H., & Kirk, S.A.(1997). *Making us crazy: DSM: The psychiatric bible and the creation of mental disorders.* New York: Free Press.

Lemisch, J., & Weisstein, N. (1997). *Remarks about Naomi Weisstein.* Downloaded October 8, 2007, from http://www.cwluherstory.org/CWLUMemoir/weisstein.html.

Lerman, H. (1983, May). *Criteria for a theory of feminist therapy.* Paper presented at the Second Advanced Feminist Therapy Institute. Washington, DC.

Lerman, H. (1986). *A mote in Freud's eye: From psychoanalysis to the psychology of women.* New York: Springer.

Lerman, H. (1996). *Pigeonholing women's misery.* New York: Basic Books.

Lerman, H., & Porter, N. (Eds.). (1990). *Feminist ethics in psychotherapy.* New York: Springer.

Lerner, G. (1993). *The creation of feminist consciousness.* New York: Oxford University Press.

Levant, R. F. (1996, Spring). What is the status of manhood today? *Bulletin of the Society for the Psychological Study of Men and Masculinity, 1*(2), 10-13.

Levant, R. F. (2001). Desperately seeking language: Understanding, assessing, and treating normative male alexythymia in men. In G. R. Brooks & G. E Good (Eds.), *The handbook of psychotherapy and counseling with men: A comprehensive guide to settings, problems, and treatment approaches* (pp. 424-443). San Francisco: Jossey-Bass.

Levant, R. F. (2005). Assessing and treating normative male alexithymia In. G. P. Koocher, J. C. Norcross, & S. S. Hill (Eds.), *Psychologist's desk reference* (2nd ed, pp. 278-281). New York: Oxford University Press.

Levant, R. F., & Silverstein, L. B. (2005). Gender is neglected by both evidence-based practice and treatment as usual. In J. C. Norcross, L. E. Beutler, & R. F. Levant (Eds.), *Evidence-based practice in mental health: Debate and dialogues on the fundamental questions* (pp. 338–345). Washington, DC: American Psychological Association.

Lochner, K., Kawachi, I., & Kennedy, B. P. (1999). Social capital: A guide to its measurement. *Health and Place, 5*, 259-270.

Luepnitz, D. A. (1988). *The family interpreted.* New York: Basic Books.

Luepnitz, D. A. (2003). *Schopenhauer's porcupines: Intimacy and its dilemmas.* New York: Basic Books.

Mander, A. V., & Rush, A. K. (1974). *Feminism as therapy.* San Francisco: Random House/Bookworks.

Maracek, J., & Kravetz, D. (1998). Putting politics into practice: Feminist therapy as feminist praxis. *Women & Therapy, 21*, 17-36.

Martin–Baro, I. (1986). Hacia una psicologia de la liberacion [Toward a psychology of liberation]. *Boletin de Psicologia de El Salvador, 22*, 219-231.

Martin-Baro, I. (1994). *Writings for a liberation psychology* (A. Aron & S. Corne, Trans.). Cambridge, MA: Harvard University Press.

Mazelis, R. (2003). Understanding and responding to women living with selfinflicted violence. *Women, Co-Occurring Disorders and Violence Study.* Bethesda, MD: Substance Abuse and Mental Health Services Administration.

Mazelis, R. (2007). Self–inflicted violence: What's in a name? *The Cutting Edge: A Newsletter for People Living with Self–Inflicted Violence, 17*, 1-4.

McGoldrick, M.(1998).*Re–visioning family therapy: Race, culture, and gender in clinical practice.* New York: Guilford Press.

McIntosh, P. (1998). White privilege: Unpacking the invisible knapsack. In M. McGoldrick (Ed.), *Re-visioning family therapy: Race, culture, and gender in clinical practice* (pp. 147-152). New York: Guilford Press.

McWilliams, N.(2005). Preserving our humanity as therapists. *Psychotherapy: Theory, Research, Practice, Training, 42*, 139-151.

Messer, S. (2005). Patient values and preference. In J. Norcross, L. Beutler, & R. Levant (Eds.), *Evidence–based practices in mental health: Debate and dialogue on fundamental questions* (pp.31-39). Washington, DC: American Psychological Association.

Miller, J. B. (1976). *Toward a new psychology of women.* Boston: Beacon Press.

Miller, J. B., & Welch, A. S. (1995). Learning from women. *Women & Therapy, 17*, 335-346.

Morgan, R.(Ed.) *Sisterhood is powerful*. New York: Vintage Books.

Morris, J. F., & Espin, O.M.(1995). Bridging feminism and multiculturalism. *Women & Therapy, 17,* 187-194.

Nail, P., Harton, H., & Decker, B. (2003). Political orientation and modern versus aversive racism: Tests of Dovidio and Gaertner's (1998) integrated model. *Journal of Personality and Social Science, 8,* 754-770.

Near, H. (1974). It could have been me. On *Holly Near: A Live Album* [Record]. Oakland, CA:Redwood Records.

Norcross, J. (Ed.).(2002). *Psychotherapy relationships that work: Therapists' contributions and responsiveness to patients*. New York: Oxford University Press.

Norcross, J. C., Beutler, L., & Levant, R. (Eds.).(2005). *Evidence-based practices in mental health: Debate and dialogue on fundamental questions*. Washington, DC: American Psychological Association.

Norcross, J. C., & Lambert, M.J. (2005). The therapy relationship. In J. Norcross, L. Beutler, & R. Levant (Eds.), *Evidence-based practices in mental health: Debate and dialogue on fundamental questions* (pp. 208-218). Washington, DC: American Psychological Association.

Norsworthy, K. (2007, August). Multicultural feminist collaboration and healing from gender-based violence in Burma. In E. N. Williams (Chair), *International perspectives on feminist multicultural psychotherapy—Content and connection*. Symposium presented at the annual convention of the American Psychological Association, San Francisco.

Nutt, R. L. (1991). Family therapy training issues of male students in a gender sensitive doctoral program. In M. Bograd (Ed.), *Feminist approaches for men in family therapy*(pp. 261–266). New York: Haworth Press.

O'Connor, A. (2007). Hate crime investigation at Columbia. Downloaded October 10, 2007, from http://www.nytimes.com/2007/10/10/nyregion/10cnd- columbia.html.

Olkin, R., & Taliaferro, G. (2005). Evidence-based practices have ignored people with disabilities. In J. Norcross, L. Beutler, & R. Levant (Eds.), *Evidence-based practices in mental health: Debate and dialogue on fundamental questions* (pp. 353-358). Washington, DC: American Psychological Association.

Padesky, C. A. (1989). Attaining and maintaining a positive lesbian self-identity: A cognitive therapy approach. *Women & Therapy, 8,* 145-156.

Perls, F. (1969). *In and out of the garbage pail.* Boulder, CO: Real People Pres.

Piran, N.(1999, August). The feminist frame scale. In J. Worell (Chair), *Measuring process and outcomes in short-and long-term feminist therapy.* Symposium presented at the annual convention of the American Psychological Association, Boston.

Prochaska, J.O., & Norcross, J. C. (2003). *Systems of psychotherapy: A transtheoretical analysis* (5th ed.). Pacific Grove, CA: Thompson Brooks/Cole.

Rader, J., & Gilbert, L. A. (2005). The egalitarian relationship in feminist therapy. *Psychology of Women Quarterly, 29,* 427-435.

Rave, E. J., & Larsen, C. C. (Eds.). (1995). *Ethical decision-making in therapy: Feminist perspectives.* New York: Guilford Press.

Rawlings, E. I., & Carter, D. K. (1977). *Psychotherapy for women: Treatment toward equality.* Springfield, IL: Thomas.

Raymond, J. (1979). *The transsexual empire.* London: Women's Press.

Rivera, M. (1996). *More alike than different: Treating severely dissociative trauma survivors.* Toronto, Ontario: University of Toronto Press.

Rivera, M.(2002). The Chrysalis Program: A feminist treatment community for individuals diagnosed as personality disordered. In M. Ballou & L.S. Brown(Eds.), *Rethinking mental health and disorder: Feminist perspectives* (pp. 231-261). New York: Guilford Press.

Robinson, D. (1994). *Therapy with women: Empirical validation of a clinical expertise.* Unpublished doctoral dissertation, University of Kentucky, Lexington.

Robinson, D., & Worell, J.(1991). *The therapy with women scale.* Unpublished manuscript, University of Kentucky, Lexington.

Rogers, C. R. (1957). The necessary and sufficient conditions of therapeutic personality change. *Journal of Consulting Psychology, 21,* 95-103.

Root, M. P. P. (1992). Reconstructing the impact of trauma on personality. In L. S. Brown & M. Ballou (Eds.), *Personality and psychopathology: Feminist reappraisals* (pp.229-265). New York: Guilford Press.

Root, M. P. P. (1998). Preliminary findings from the biracial sibling project. *Cultural Diversity and Mental Health, 4,* 237-247.

Root, M. P. P. (2000). Rethinking racial identity development: An ecological framework. In P. Spickard & J. Burroughs (Eds.), *We are a people: Narrative in the construction and deconstruction of ethnic identity.* Philadelphia: Temple University Press.

Root, M. P. P. (2004, August). *Mixed race identities: Theory, research and practice*. Continuing Education Workshop presented at the 111th Convention of the American Psychological Association, Honolulu, HI.

Root, M. P. P., & Fallon, P.(1988). Incidence of victimization experiences in a bulimic sample. *Journal of Interpersonal Violence, 3,* 161-173.

Rosewater, L. B. (1985a). Feminist interpretations of traditional tests. In L. B. Rosewater & L. E. A. Walker (Eds.), *Handbook of feminist therapy: Women's issues in psychotherapy* (pp.266-273). New York: Springer.

Rosewater, L. B. (1985b). Schizophrenic, borderline, or battered? In L. B. Rosewater & L. E. A. Walker (Eds.), *Handbook of feminist therapy: Women's issues in psychotherapy* (pp.215-225). New York: Springer.

Rosewater, L. B., & Walker, L. E. A. (Eds.). (1985). *Handbook of feminist therapy: Women's issues in psychotherapy*. New York: Springer.

Russell, D. E. H. (1987). *The secret trauma: Incest in the lives of girls and women*. New York: Basic Books.

Russell, G. M. (2004a). The dangers of a same-sex marriage referendum for community and individual well-being: A summary of research findings. *Angles*. Amherst, MA: Institute for Gay and Lesbian Strategic Studies.

Russell, G. M. (2004b). Surviving and thriving in the face of anti-gay politics. *Angles*. Amherst, MA: Institute for Gay and Lesbian Strategic Studies.

Russell, G. M., & Richards, J. A. (2003). Stressor and resilience factors for lesbians, gay men, and bisexuals confronting anti-gay politics. *American Journal of Community Psychology, 31,* 313-328.

Salter, A. C. (2004). *Predators: Pedophiles, rapists, and other sex offenders*. New York: Basic Books.

Shapiro, F. (Ed.). (2002). *EMDR as an integrative psychotherapy approach: Experts of diverse orientations explore the paradim prism*. Washington DC: American Psychological Association.

Silverstein, L. B., & Auerbach, C. G. (1999). Deconstructing the essential father. *American Psychologist, 54,* 394-407.

Silverstein, L. B., & Goodrich, T. J. (Eds.). (2003). *Feminist family therapy: Empowerment in social context*. Washington, DC: American Psychological Association.

Smith,A. J., & Siegel, R. F. (1985). Feminist therapy: Redefining power for the powerless. In L. B. Rosewater & L. E. A. Walker (Eds.), *Handbook of feminist therapy: Women's issues in psychotherapy* (pp.13-21). New York: Springer.

Snyder, C. R., & Ingram, R. E. (Eds). (2005). *Handbook of psychological change: Psychotherapy process and practices for the 21st century.* New York: Wiley.

Sparks, E. (2002). Depression and schizophrenia in women: The intersection of gender, race/ethnicity, and class. In M. Ballou & L. S. Brown (Eds), *Rethinking mental health and disorder: Feminist Perspectives* (pp. 279-305). New York: Guilford.

Strickland, B. R., Keita, G. P., & Russo, N. F. (1989). *Women and depression.* Washington, DC: American Psychological Association.

Sue, D. W. (2003). *Overcoming our racism: The journey to liberation.* San Francisco:Jossey-Bass.

Sue, S., & Zane, N. (2005). Ethnic minority populations have been neglected by evidence-based practices. In I. Norcross, L. Beutler, & R. Levant (Eds.), *Evidencebased practices in mental health: Debate and dialogue on fundamental questions* (pp. 329-337). Washington, DC: American Psychological Association.

Suyemoto, K. L. (2002). Constructing identities: A feminist, culturally contextualized alternative to "personality." In M. Ballou & L. S. Brown (Eds.), *Rethinking mental health and disorder: Feminist perspectives* (pp.71-98). New York: Guilford Press.

Swanson, L. K. (2007). *A profile of domestic violence: The responding of female abuse survivors on the Personality Assessment Inventory (PAI).* Unpublished doctoral dissertation, Argosy University, Seattle, WA.

Swing, S.(2007, January). Why I'm a feminist. In D. Kawahara (Chair), *Voices of feminism and feminist therapy.* Panel Presentation, Fourth National Multicultural Conference and Summit. Seattle, WA.

Toronto, E., Ainslie, G., Donovan, M. W., Kelly, M., Kieffer, C., & McWilliams, N.(Eds.). (2005). *Psychoanalytic reflections on a gender-free case: Into the void.* New York: Brunner-Routledge.

Unger, R. K.(1989). *Representations: Social constructions of gender.* Amityville, NY:Baywood.

Van Boemel, G. B., & Rozee, P.D.(1992). Treatment for psychosomatic blindness among Cambodian refugee women. *Women & Therapy, 13,* 239-266.

Walker, L.E.A.(1979). *The battered woman.* New York:Harper and Row.

Walker, L.E.A.(1985). Feminist forensic psychology. In L. B. Rosewater & L. E. A. Walker (Eds.), *Handbook of feminist therapy: Women's issues in psychotherapy* (pp.274-284). New York:Springer.

Warner, J. (2006). *Perfect madness: Motherhood in the age of anxiety*. New York: Riverhead Press.

Weisstein, N. (1968). *Kinder, kuche, kirche as scientific law: Psychology constructs the female*. Boston: New England Free Press.

White, M., & Epston, D. (1990). *Narrative means to therapeutic ends*. New York: Norton.

Wolfe, J. L., & Fodor, I. G. (1996). The poverty of privilege: Therapy with women from the "upper" classes. In M. Hill & E.D.Rothblum (Eds.), *Classism and feminist therapy: Counting costs* (pp.73-89). New York: Haworth Press.

Worell, J., Chandler, R., & Robinson, D. (1996). *Client therapy with women scale*. Unpublished manuscript, University of Kentucky, Lexington.

Worell, J., Chandler, R., Robinson, D., & Cobelius, A. (1996, August). Measuring beliefs and behaviors of feminist therapists. In J. Worell (Chair), *Evaluating process and outcomes in feminist therapy and counseling*. Symposium presented at the Annual Convention of the American Psychological Association, Toronto, Ontario.

Worell, J., & Johnson, N. G. (Eds.). (1997). *Shaping the future of feminist psychology*. Washington, DC: American Psychological Association.

Worell, J., & Remer, P. (1996). *Feminist perspectives in therapy: Empowerment strategies for women*. New York: Wiley.

Worell, J., & Remer, P. (2003). *Feminist Perspectives in therapy: Empowering diverse women*. New York:Wiley.

丛书主编简介

乔恩·卡尔森（Jon Carlson），心理学博士，教育博士，美国专业心理学委员会成员。他是一位杰出的心理学教授，在位于伊利诺伊州大学园的州长州立大学从事心理咨询工作，同时，他也是一位就职于威斯康星州日内瓦湖的健康诊所的心理学家。卡尔森博士担任多家期刊的编辑，其中包括《个体心理学杂志》和《家庭杂志》。他获得了家庭心理学和阿德勒心理学学位证书。他发表的论文有150多篇，出版图书40多部，其中包括《幸福婚姻的10堂必修课》《阿德勒的治疗》[1]《餐桌上的木乃伊》《失误的治疗》《改变我的来访者》《圣灵让我们感动》。他与一些重要的专业治疗师和教育者一起，创作了200多部专业录像和DVD。2004年，美国心理咨询学会称他是一个"活着的传说"。最近，他还与漫画家乔·马丁在多家报纸上同时刊登了忠告漫画《生命边缘》。

马特·恩格拉-卡尔森（Matt Englar-Carlson），哲学博士，他是加利福尼亚州立大学富尔顿分校的心理咨询学副教授，同时也是位于澳大利亚阿米德尔市的新英格兰大学健康学院的兼职高

---

[1]《阿德勒的治疗》，2012年1月，重庆大学出版社。

级讲师。他是美国心理学会第 51 分会的会员。作为一名学者、教师和临床医生，恩格拉-卡尔森博士一直都是一位勇于创新的人，他在职业上一直充满激情地训练，教授临床医生更为有效地治疗其男性来访者。他发表的著作达 30 多部，在国内和国际上做了 50 多场演讲，其中大多数的关注焦点都集中于男性和男性气质。恩格拉-卡尔森博士与人合著了《与男性共处一室：治疗改变案例集》和《问题男孩的心理咨询：专业指导手册》。2007 年，男性心理研究学会提名他为年度最佳研究者。同时，他也是美国心理学会致力发展男性心理学实践指导方针工作小组的成员。作为一位临床医生，他在学校、社群、大学心理健康机构对儿童、成人以及家庭进行了广泛的治疗。

图书在版编目（CIP）数据

女性主义疗法 / （美）劳拉·S.布朗(Laura S. Brown)著；戴辰忱译.
－－重庆：重庆大学出版社, 2021.4（2023.9重印）
（鹿鸣心理·心理治疗丛书）
书名原文: Feminist Therapy
ISBN 978-7-5689-2477-1

Ⅰ.①女… Ⅱ.①劳… ②戴… Ⅲ.①女性—精神疗
法 Ⅳ.①R749.055

中国版本图书馆CIP数据核字(2021)第047428号

女性主义疗法
NÜXING ZHUYI LIAOFA

[美] 劳拉·S.布朗（Laura S. Brown） 著
戴辰忱 译 宋 歌 审校 郭本禹 主编

鹿鸣心理策划人：王 斌
责任编辑：赵艳君　　版式设计：敬 京
责任校对：张红梅　　责任印制：赵 晟

重庆大学出版社出版发行
出版人：陈晓阳
社址：重庆市沙坪坝区大学城西路21号
邮编：401331
电话:(023)88617190　88617185(中小学)
传真:(023)88617186　88617166
网址:http://www.cqup.com.cn
邮箱:fxk@cqup.com.cn (营销中心)
全国新华书店经销
重庆市正前方彩色印刷有限公司印刷

开本：890mm×1240mm　1/32　印张：6.5　字数：136千
2021年4月第1版　　2023年9月第3次印刷
ISBN 978-7-5689-2477-1　定价：46.00元

版贸核渝字（2017）第102号